Praxis der Lichtdermatosen

Diagnostik, Therapie und Prävention

UNI-MED

UNI-MED Verlag AG

CIP-Titelaufnahme der Deutschen Bibliothek

Kowalzick, Lutz:
Praxis der Lichtdermatosen - Diagnostik, Therapie und Prävention/Lutz Kowalzick.-
1. Auflage - Bremen: UNI-MED, 2000
ISBN 3-89599-464-2

Gesamtherstellung in der Bundesrepublik Deutschland

UNI-MED. Die beste Medizin.

In der Reihe UNI-MED SCIENCE werden aktuelle Forschungsergebnisse zur Diagnostik und Therapie wichtiger Erkrankungen "state of the art" dargestellt. Die Publikationen zeichnen sich durch höchste wissenschaftliche Kompetenz und anspruchsvolle Präsentation aus. Die Autoren sind Meinungsbildner auf ihren Fachgebieten.

Wir danken folgenden Mitgliedern unseres Ärztlichen Beirats für die engagierte Mitarbeit an diesem Buch: Christian Gropp, Paul Knippers, Gerrit Matthes und Dr. Claus Oster-Schmidt.

Vorwort und Danksagung

Wie andere Umweltallergien und -dermatosen, so z.B. Pollinosis und Atopisches Ekzem, nehmen wohl auch Lichtdermatosen tendenziell zu. Hierzu tragen möglicherweise veränderte Urlaubs- und Besonnungsgewohnheiten, vermehrte Solarienbenutzung, vermehrte Anwendung chemischer Lichtschutzmittel und photosensibilisierender Medikamente und Substanzen, veränderte Sonneneinstrahlung ("Ozonloch") ebenso bei wie genetische Faktoren. Die Morbidität beispielsweise der häufigsten Lichtdermatose, der Polymorphen Lichtdermatose beträgt in Nord- und Mitteleuropa knapp 20 %, und betrifft nach Ansicht mancher Autoren - bei entsprechend hohen UV-Dosen - sogar potentiell jeden Kaukasier.

Das vorliegende Buch ist besonders für Assistenzärzte in Weiterbildung zum Dermatologen bzw. Allergologen, sowie für Fachärzte dieser Disziplinen geschrieben, jedoch soll es auch interessierten Ärzten anderer Fachdisziplinen nützlich sein. Wir haben daher den Schwerpunkt auf praktische Aspekte der Diagnostik, Therapie und Prophylaxe der Lichtdermatosen gelegt. In Zeiten der sogenannten "evidence based medicine" fällt auf, daß es für viele diagnostische und therapeutische Vorgehensweisen keine etablierten Standards, geschweige denn durch kontrollierte prospektive Studien gesicherte Erkenntnisse gibt. Dieses liegt z.T. daran, daß manche Lichtdermatosen, wie etwa die Lichturtikaria und die Chronisch aktinische Dermatitis auch in spezialisierten universitären Zentren eher eine Seltenheit darstellen, und daß ethische und administrative Fragen kontrollierte Studien zur UV-Anwendung erschweren. Von daher können die vorgeschlagenen "Kochrezepte" insbesondere zur UV-Testung und UV-Therapie nur eine persönliche Empfehlung vor dem Hintergrund langjähriger eigener Erfahrungen und den publizierten Erfahrungen anderer darstellen. Die Autoren hoffen jedoch, daß unsere Empfehlungen dem Leser als in der täglichen Praxis verwendbare Hilfestellung dienlich sein können.

Die angegebenen Vorschläge zur Therapie und Prophylaxe mittels Arzneimitteln umfassen auch Arzneistoffe bzw. -spezialitäten, die nicht ausdrücklich für die betreffenden - z.T. sehr seltenen - Indikationen in Deutschland zugelassen sind. Deren Wirksamkeit wurde jedoch in Kasuistiken oder Studien demonstriert bzw. wird deren Anwendung im Schrifttum empfohlen. Die Verantwortung für solche therapeutischen Maßnahmen gegenüber Patienten und Kostenträgern verbleibt natürlich beim behandelnden Arzt.

Im Namen der Autoren möchte ich Herrn Prof. Dr. med. Arthur Wiskemann, Hamburg, dem langjährigen Leiter der Abteilung Dermatologische Radiologie der Hautklinik des Universitätsklinikums Hamburg-Eppendorf, als unserem photodermatologischen Lehrer herzlich danken. Darüber hinaus danke ich Frau Dr. med. Bettina Berinson, Berlin, deren Doktorarbeit seinerzeit an der Hamburger Klinik von mir mitbetreut wurde und in deren Rahmen sie die Daten von mehreren Hundert dort diagnostizierter Patienten mit Lichtdermatosen auswertete. Schließlich möchte ich noch Frau Gabriele Lungwitz und Herrn Bernd Schippke, Hamburg, sowie den Mitarbeitern der Plauener und Bremerhavener Hautkliniken herzlich danken.

Plauen, im Januar 2000 *Lutz Kowalzick*

Autoren

Priv.-Doz. Dr. med. habil. Lutz Kowalzick
Hautklinik
Vogtland-Klinikum Plauen GmbH
Maximilian-Kolbe-Weg 1a
08505 Plauen
Kap. 1., 2., 4.-6., 9., 10.

Prof. Dr. med. Hartwig Mensing
Heegbarg 25
22391 Hamburg
Kap. 7., 8.

Dr.med. Gunnar Wagner
Hautklinik
Zentralkrankenhaus Reinkenheide
Postbrookstr. 103
27574 Bremerhaven
Kap. 3.

Inhaltsverzeichnis

Einleitung

1. Einleitung

Als Lichtdermatosen im weiteren Sinne können alle Hautkrankheiten aufgefaßt werden, die durch Licht- bzw. UV-Exposition verursacht, ausgelöst oder aggraviert werden können. Diese Definition schließt auch Spätschäden der Haut wie die senile (aktinische) Elastose, Hautmalignome und deren Vorläuferstufen ein. In diesem Sinne ist gleichfalls die (physiologische) Reaktion der Dermatitis solaris (Sonnenbrand) einzuschließen, die auch beim ansonsten Hautgesunden bei entsprechender UV-Überdosierung auftritt. Bei sekundären Lichtdermatosen sind die Abwehrmechanismen der Haut gegen solche eher physiologischen, dosisabhängigen UV-Wirkungen auf genetischer (z.B. Xeroderma pigmentosum), immunologischer (z.B. Vitiligo) oder nutritiv erworbener (z.B. Porphyria cutanea tarda, Pellagra) Basis vermindert. Bei den primären Lichtdermatosen (= Lichtdermatosen im engeren Sinne) kommt es zu hierfür jeweils spezifischen pathologischen Hautveränderungen auf idiopathischer (z.B. Polymorphe Lichtdermatose), exogener (z.B. Photokontaktallergie) oder okkulter (z.B. Chronisch aktinische Dermatitis) Basis (Tab. 1.1). Schließlich können bei einer Reihe von Hautkrankheiten die jeweils spezifischen pathologischen Hautveränderungen, die auch ohne Licht- bzw. UV-Einwirkung auftreten können, unter dieser manifest bzw. verstärkt werden (Lichtprovozierbare Dermatosen).

Primäre Lichtdermatosen
Idiopathische Photodermatosen
Lichturtikaria Polymorphe Lichtdermatose Hydroa vacciniformia Aktinische Prurigo
Photodermatosen mit bekanntem Photosensibilisator
Phototoxische Reaktion Photokontaktallergie Hämatogene (systemische) Photoallergie
Persistierende Photosensibilität (Chronisch aktinische Dermatitis)
Persistierende Lichtreaktion Aktinisches Retikuloid Photosensitives Ekzem Chronisch photosensitive Dermatitis Photoaggravierte atopische Dermatitis
Sekundäre Lichtdermatosen
Enzymdefekte
Hartnup-Syndrom Phenylketonurie Xeroderma pigmentosum De-Sanctis-Cacchione-Syndrom
Verlust körpereigener Schutzfunktionen
Vitiligo Albinismus Chediak-Higashi-Syndrom
Photosensibilisation durch körpereigene Stoffwechselprodukte
Porphyrien
Genodermatosen mit erhöhter Lichtempfindlichkeit
Bloom-Syndrom Cockayne-Syndrom Rothmund-Thomson-Syndrom Ataxia teleangiectatica (Louis-Bar-Syndrom)

Tab. 1.1: Einteilung der Lichtdermatosen nach O. Braun-Falco, G. Plewig und H.H. Wolff, 1995.

Die Häufigkeit der verschiedenen Lichtdermatosen ist sehr unterschiedlich. In einem vorselektionierten Kollektiv von 400 Patienten mit klinisch-anamnestischen Verdacht auf eine Lichtdermatose konnten wir in einem Zeitraum von 5 Jahren bei 223 eine solche verifizieren. Von diesen fanden sich bei 62 % eine Polymorphe Lichtdermatose (PLD), in 12 % eine Chronisch aktinische Dermatitis (CAD), und in 9 % eine Photokontaktallergie. Die weiteren Diagnosen fanden sich in 5 % oder seltener (Abb. 1.1).

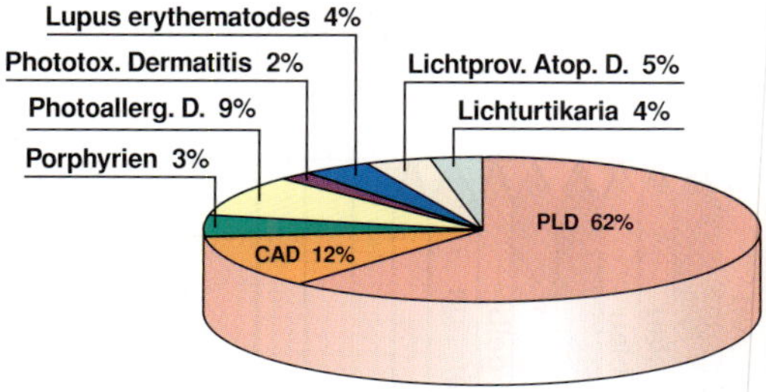

Abb. 1.1: Häufigkeit diagnostizierter Lichtdermatosen bei 400 Patienten mit klinisch-anamnestischem Verdacht auf eine Lichtdermatose.

1.1. Grundlagen

Im Kontinuum des elektromagnetischen Spektrums sind im Rahmen der vorliegenden Abhandlung die ultraviolette Strahlung von 100 bis 400 nm Wellenlänge und das sichtbare Licht mit Wellenlängen von 400 bis 800 nm von Bedeutung. Kurzwelliger sind Gamma-, Röntgen- und Vacuum-UV-Strahlung, langwelliger Infrarotstrahlung, Mikro- und Radiowellen. Die ultraviolette Strahlung wird nach ihren physikalischen und biologischen Eigenschaften in

- UV-C (100-280 nm)
- UV-B (280-315/320 nm)
- UV-A2 (315/320-340 nm)
- UV-A1 (340-400 nm)

unterteilt (Abb. 1.2).

1.1.1. Biologische Wirkungen von sichtbarer und UV-Strahlung auf die Haut

Die Wellenlänge der Strahlung bestimmt die Eindringfähigkeit in das Hautorgan. Im UV-Bereich wird weniger (ca. 5 %) Strahlung an der Hautoberfläche reflektiert als im Bereich des sichtbaren Lichtes (bis zu 60 %). Während UV-C zu 81 % nicht tiefer als das stoffwechselinaktive Stratum corneum der Oberhaut eindringt, und nur etwa 84 % der UV-B-Strahlung die tieferen Schichten der Epidermis erreicht, dringt UV-A bis zu 57 % der Strahlenenergie in die Dermis (mit den Gefäßplexus) ein (Abb. 1.3). Langwelliges sichtbares Licht und kurzwelliges Infrarot erreicht sogar bis zu 21 % die Subkutis. Die Quantenenergie in diesem Wellenlängenbereich verhält sich allerdings umgekehrt proportional zur Fähigkeit, die Haut zu penetrieren.

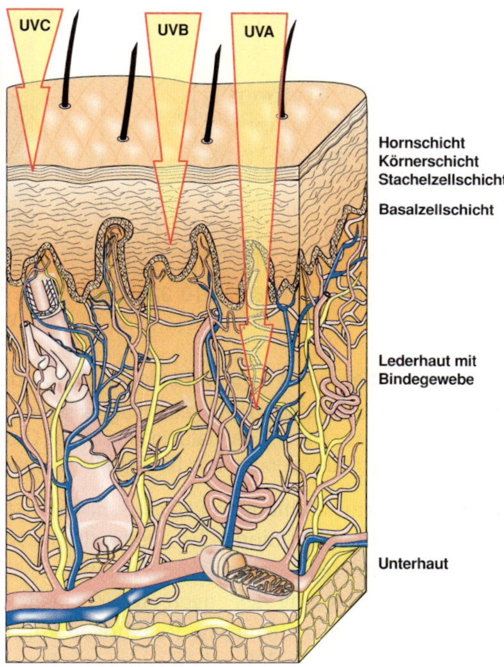

Abb. 1.3: Schematische Darstellung der Eindringtiefen verschiedener Spektralbereiche der UV-Strahlung in die menschliche Haut.

Bei der Absorption der UV-C-Strahlung in der Haut kann es zur Ionisierung von Atomen kommen. Längerwellige UV-Strahlung führt zur Anhebung von Elektronen einzelner Moleküle auf ein höheres Energieniveau (Singulett-Zustand; Photochemische Primärreaktion). Infrarotstrahlung führt zur Erwärmung des Gewebes durch Induktion der Brown´schen Molekularbewegung. Nach Anregung von Elektronen durch UV-B, und in geringerem Maße auch durch UV-A, kommt es zu deren erneuten Herabsinken auf ein niedrigeres Energieniveau. Hierbei wird langwellige Fluores-

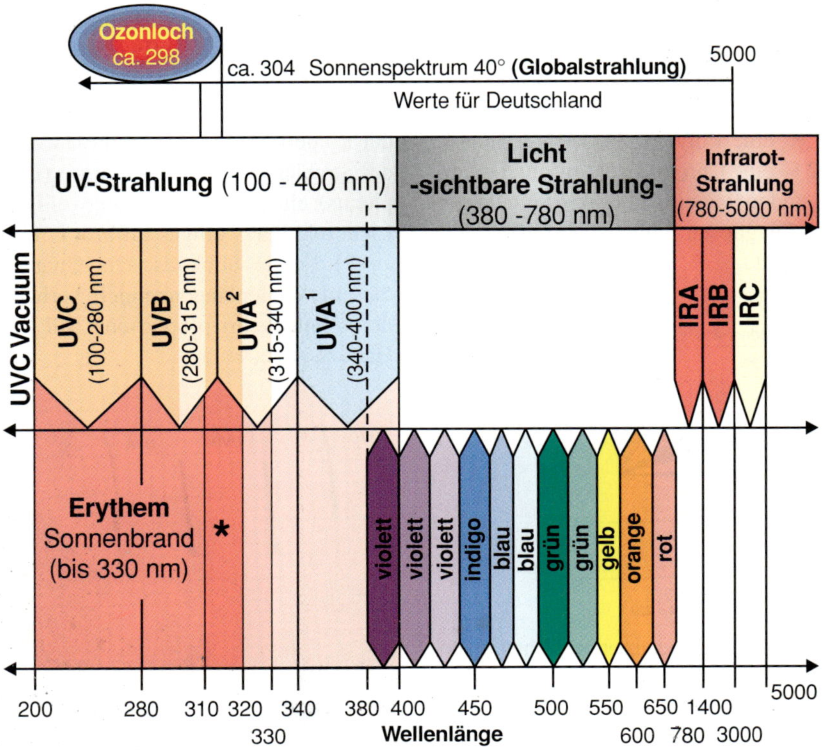

* besonders negativ (Bindegewebsschäden 310 - 320 nm)

Abb. 1.2: Ausschnitt aus dem elektromagnetischen Spektrum mit UV-Strahlung, sichtbarem Licht und Infrarot-Strahlung mit Bezeichnung der natürlichen solaren Globalstrahlung, dem sogenannten "Ozonloch", sowie den besonders erythemauslösenden und bindegewebsschädigenden Wellenlängenbereichen.

zenz- und Wärmestrahlung frei, die unschädlich ist (Sekundäre Photoreaktion). Es kann alternativ aber, insbesondere in biologischen Systemen auch zu einer Stabilisierung des angeregten Zustandes des Moleküls durch chemische Reaktionen kommen (Photochemische Sekundärreaktionen). Hierzu zählen die Photo -Lyse, -Isomerisierung, -Addition und -Dimerisierung/Polymerisierung. In der Folge kommt es zur Ausbildung von freien Radikalen (meist reaktive Sauerstoffspezies, z.B. Singulett-Sauerstoff, Superoxid-Anion, Hydroxyl, Peroxide), die indirekt Zellstrukturmoleküle (z.B. Membranen) oxidieren oder auch zu direkten Strukturveränderungen an Zellstrukturmolekülen (z.B. Thymidindimerbildung) führen können.

Zielstrukturen für diese Schädigungsmechanismen sind Nukleinsäuren (Thymidindimere, Wasseranlagerung an Cytosin, Cross-links durch Photoaddukte [Psoralene], Strangbrüche), Lipide (Membranenphospholipidoxidierung, Prostaglandin- und Calciferol-Entstehung), Aminosäuren (Decarboxylierung und Desaminierung, Entstehung biogener Amine und Kinine) und Proteine (Veränderungen der Sekundär und Tertiärstruktur mit Folgen für Struktur-, Enzym- und Antigeneigenschaften).

Diese Einwirkungen auf diese für die Zellfunktion essentiellen Strukturen führen zu einer Reihe von akut und chronisch wirksamen biologischen und klinischen Effekten, wie Zelltod und Entzündung (Erythem, Sonnenbrand), Mutationen und Photokarzinogenese (Hauttumoren), Schädigung und Rarefizierung von Epidermis- und Bindegewebszellen (aktinische Atrophie und Elastose). Aber auch die durch diese Schädigungen induzierten Kompensations- und Reparaturmechanismen tragen zum Teil zu diesen Veränderungen bei und führen akut zur Hyperpigmentierung (Oxidation und Dunkelung vorhandener Melaninvorstufen und Induktion der Neusynthese von Melanin) und einer Verdickung der Hornschicht der Epidermis (Lichtschwiele).

Die immunmodulierende Wirkung der UV-Strahlung kann sowohl zur Induktion photoallergischer Reaktionen führen, als auch immunsuppressiv wirken. Mögliche photoallergische Mechanismen bestehen in der Freilegung antigener Strukturen bedingt durch Konformationsänderungen von Proteinen, der Neuentstehung von Photoallergenen durch oxidative Prozesse zelleigener Moleküle bzw. der Entstehung bzw. Bindung von exogenen Photoallergenen und -haptenen in der Haut sowie der Begünstigung der Allergenpräsentation durch ein evtl. auch subklinisches inflammatorisches Milieu (u.a. vermehrte Synthese von IL-1 und IL-6 in Keratinozyten und dermalen Fibroblasten). Als mögliche Mechanismen der immunosuppressiven Wirkung von UV-Strahlung gilt die modulierte Expression bzw. Sekretion von Zelladhäsionsmolekülen, Zytokinrezeptoren und löslichen Zytokinen. Zielzellen können neben den residenten Zellen der Epidermis (v.a. Keratinozyten und Langerhanszellen) auch extravasale und intravasale Leukozyten und Gefäßendothelien sein. So wird die ICAM-1-Expression auf Keratinozyten entzündeter Haut durch UV-A und UV-B herunterreguliert. Das auf T-Helfer-1-Zellen stark immunsuppressiv wirksame Zytokin IL-10 wird unter UV-B bzw. UV-A1 vermehrt von Keratinozyten gebildet. Schließlich können UV-Strahlen auch zu Apoptose, d.h. zum programmierten Zelltod, von Entzündungszellen (T-Lymphozyten) in der Haut führen. Da einzelne proinflammatorische bzw. immunsuppressive Mechanismen aber zeitlich einen biphasischen Verlauf nehmen, wellenlängen- bzw. dosisabhängig sind, und auch vom immunologischen Zustand der Haut vor der Bestrahlung abhängen, sind diese Effekte sehr komplex und müssen im Hinblick auf die konkrete klinisch relevante pathogenetische bzw. therapeutische Situation betrachtet werden.

Von besonderer Bedeutung ist die Tatsache, daß diese und andere biologische Effekte von UV- und sichtbarer Strahlung jeweils einer spektral unterschiedlichen Dosis-Wirkungsbeziehung unterliegen. Die zur Erzielung eines spezifischen Effektes (z.B. Erythembildung) benötigte Dosis von Strahlung einer spezifischen Wellenlänge kann sich um mehrere Zehnerpotenzen von der in anderen Wellenlängenbereichen benötigten unterscheiden. Für unterschiedliche, erwünschte und unerwünschte biologische Effekte wurden spektrale Kurven ermittelt, die diese wellenlängenspezifische Dosis-Wirkungs-Beziehung für einen ideellen "durchschnittlichen" Hauttyp zeigen (Abb. 1.4).

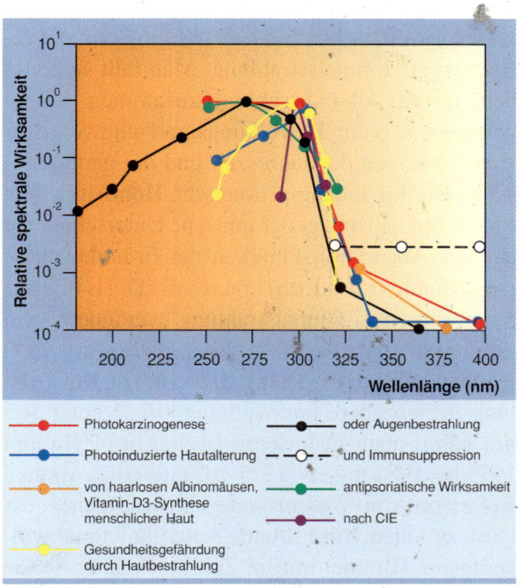

a

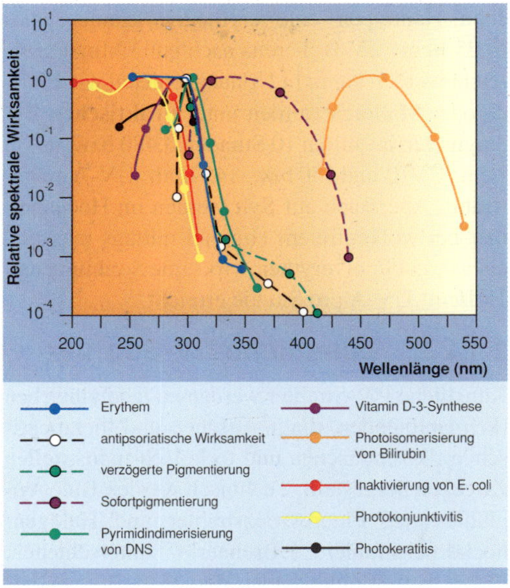

b

Abb. 1.4a+b: Spektrale Wirksamkeit verschiedener erwünschter und unerwünschter Effekte von UV-Strahlung und kurzwelligem sichtbarem Licht nach CIE (a) und DIN 5031-10 (b). Zu beachten ist die zehnerlogarithmische Auftragung der y-Achse.

1.1.2. Natürliche und künstliche UV-Quellen

1.1.2.1. Solare UV-Strahlung

Die natürliche auf den Menschen einwirkende UV-Strahlung ergibt sich aus der Summe der direkten terrestrischen Sonnenstrahlung und der reflektierten Himmelsstrahlung. Man faßt sie unter dem Begriff Globalstrahlung zusammen. Sie ist naturgemäß vom Bewölkungsgrad und Sonnenstand (d.h. von der Jahreszeit und der geographischen Breite) abhängig. Auch die Höhe über dem Meeresspiegel und geographische Unterschiede in der UV-Absorptionsfähigkeit der Erdatmosphäre (sogenanntes Ozonloch) können die Dosis und das Spektrum der Globalstrahlung verändern. So nimmt vor allem die UV-B Einstrahlung pro 1000 Höhenmeter um ca. 15 bis 20 % zu. Die Einstrahlung insbesondere kurzwelligen UV-B unter 305 nm nahm auch in unseren Breiten im Zeitraum 1979 bis 1982 um etwa 7 % zu. Zusätzlich können Reflexion von Wasser- oder Schneeflächen die Dosis erhöhen. Bei 1 Stunde Aufenthalt unter wolkenlosem Himmel mit im Zenit stehender Sonne werden ca. 0,890 J/cm^2 UV-B und 15,7 J/cm^2 UV-A eingestrahlt. Das heißt, daß bei lichtempfindlichen Hauttypen eine erythemwirksame Dosis (0,05 J/cm^2 UV-B) bereits nach gut 3 Minuten erreicht werden kann. In Urlaubsgebieten wie Florida oder Mallorca werden unter **praktischen** Bedingungen im Juli in 10 Stunden 0,480 bzw. 0,430 J/cm^2 UV-B und 150 bzw. 145 J/cm^2 UV-A eingestrahlt. Aber auch auf Sylt werden im Hochsommer bei wolkenfreiem Himmel mittags maximal etwa 0,054 J/cm^2 erythemwirksame Strahlung und 15 J/cm^2 UV-A pro Stunde erreicht.

1.1.2.2. Künstliche UV-Strahler

Künstliche UV-Strahler werden zu medizinischen (keimabtötenden, diagnostischen und therapeutischen), kosmetischen und technisch-industriellen Zwecken hergestellt. Technisch werden Halogenglühlampen, Fluoreszenzstrahler und Halogenhochdruckstrahler ("Brenner") unterschieden. Fluoreszenzstrahler haben den Vorteil einer homogenen Ausleuchtung großer Bestrahlungsfelder (Ganzkörper) und vergleichsweise geringer Wärmeabgabe; Halogen-Hochdruckstrahler haben den Vorteil sehr hoher Dosisleistungen. Entscheidend für den Einsatzzweck ist das jeweilige Emissionsspektrum und die Dosisleistung des Strahlers. Insbesondere letztere ist jedoch von der Betriebsdauer und z.B. der Vorwärmung des Strahlers abhängig. In den ersten 200 Betriebsstunden verlieren viele UV-A-Fluoreszenzstrahler ca. die Hälfte ihrer Dosisleistung, danach flacht der Leistungsverlust jedoch deutlich ab. Daher empfiehlt es sich, neue Strahler ggf. einige Stunden "einzubrennen", bevor sie zur Therapie eingesetzt werden. Zur Erzeugung eines bestimmten gewünschten Spektrums sind insbesondere Halogen-Hochdruckstrahler noch mit einem nachgeschalteten Filter und z.T. auch mit Reflektoren ausgestattet. Auch diese Filter und Reflektoren können unter den Betriebsbedingungen altern und so das Nutzspektrum des Systems verändern und die Dosisleistung beeinflussen. Aus diesem Grunde ist bei diagnostischen oder therapeutischen Einsatz von UV-Strahlern (aber natürlich auch bei kosmetisch genutzten Solarium-Strahlern) eine regelmäßige Dosimetrie erforderlich. Bei einigen Systemen ist das Dosimeter in das Bestrahlungsgerät integriert und errechnet fortlaufend vollautomatisch die zur Erreichung der gewünschten UV-Dosis noch erforderliche Restbestrahlungszeit. Bei anderen Systemen mit Zeitschaltuhr muß regelmäßig (mindestens alle 2 Wochen) die Dosisleistung mittels Handdosimeter gemessen werden und die zur Erreichung einer gewünschten Dosis erforderliche Bestrahlungsdauer errechnet und in eine Bestrahlungstabelle eingetragen werden. Dieses Verfahren ist naturgemäß jedoch ungenauer und berücksichtigt die Leistungsschwankungen während des Betriebstages nicht. Ähnlich wie die verschiedenen UV-Strahler ein bestimmtes Emissionsspektrum haben, gilt dies auch für die Empfindlichkeit über den jeweiligen Meßbereichs der UV-Dosimeter. Daher bieten die Hersteller vieler medizinischer UV-Strahler dazu passende Dosimeter an. Die Nutzung dieser Dosimeter zur Dosimetrie anderer UV-Strahler ist daher nur mit Vorbehalt möglich. Üblicherweise wird die Dosisleistung im Bereich UV-B (280-320 nm) und UV-A (320-400 nm) durch getrennte Meßköpfe gemessen und in mW/cm^2 angezeigt. Für die Dosimetrie im UV-A1 (340-400 nm) Bereich ist ein spezielles Dosimeter erforderlich.

Es werden eine Vielzahl von UV-Strahlern zu diagnostischen und therapeutischen Zwecken angeboten. Der ärztliche Anwender sollte stets über die spezifische spektrale Dosisleistung seines Strahlers informiert sein und vom Hersteller entsprechende möglichst unabhängig zertifizierte Spektrumkurven einfordern. Von besonderer praktischer Relevanz ist hierbei die "UV-B-Verunreinigung" von als solche bezeichneten UV-A-Strahlern. Da UV-B, bezogen z.B. auf die Erythemwirksamkeit, etwa 100 bis 1000 mal wirksamer ist, genügt bereits, vereinfachend gesagt, 1 % Dosisleistung unter 320 nm, um eine photobiologisch gleichstarke Wirkung wie die restlichen 99 % UV-A-Dosisleistung zu erreichen (vergl. Abb. 1.4). Diese Kontamination wird bei der Dosimetrie in der Praxis häufig übersehen, da meist nur mit dem UV-A-Meßkopf gemessen wird. Aus diesen Gründen wurde für den therapeutischen Einsatz das Konzept der erythemwirksamen Dosis bzw. der erythemgewichteten UV-Therapie entwickelt. Nicht nur bei der Therapie, sondern insbesondere auch bei der Diagnostik von UV-A-induzierten Lichtdermatosen kann es zu Problemen kommen. Bei der Applikation von relativ hohen "UV-A"-Dosen (z.B. 10 J/cm^2 beim Photopatchtest) kann es bei lichtempfindlichen Patienten (Hauttyp I und II) durch den kontaminierenden UV-B-Anteil zum Erythem im gesamten belichteten Areal kommen, so daß der Patchtest nicht mehr auswertbar ist. Speziell bei Patienten mit Chronisch aktinischer Dermatitis, die fast immer eine deutlich pathologische UV-B-Erythemschwelle haben, kann so die Diagnostik der oft zusätzlich bestehenden Photokontaktallergie erschwert werden. In der therapeutischen Praxis entzündlicher Dermatosen weniger bedeutsam, jedoch bei Patienten z.B. mit Polymorpher Lichtdermatose und in der Diagnostik und Therapie von Lichtdermatosen ebenfalls häufig problematisch ist die Tatsache, daß UV-B-Strahler häufig mit erheblichen Dosen UV-A "verunreinigt" sind, so daß UV-A-induzierbare Lichtdermatosen unbeabsichtigt ausgelöst bzw. pathologische UV-B-Reaktionen vorgetäuscht werden können. UV-B-Strahler können aber auch klinisch relevante Mengen des karzinogenen und stark erythemwirksamen UV-C emittieren, die bei ausschließlicher UV-B Dosimetrie gleichfalls unbeachtet bleiben können. Schließlich sollte stets bedacht werden, daß viele UV-Strahler beachtliche Dosen sichtbaren Lichts und auch Infrarots als "Abfall-Produkt" emittieren. Dies muß beispielsweise bei der Diagnostik und Differentialdiagnostik der Lichturtikaria mit berücksichtigt werden. Auch kann die Infrarot- (Wärme-) Emission z.B. bei der UV-Therapie des atopischen Ekzems, möglicherweise durch Induktion von regulativem Schwitzen, irritativ wirken. Aus diesem Grund wurden sogenannte Kaltlicht-Bestrahlungsgeräte entwickelt, die eine deutlich reduzierte Wärmeemission aufweisen.

Unter Beachtung der vorgenannten Einschränkungen, was die tatsächlich emittierten Spektren angeht, werden in der klinischen Routine heute folgende UV-Strahler unterschieden und eingesetzt:

■ Breitspektrum UV-B

Fluoreszenz- oder Halogenhochdruck-Strahler, die UV-B im Bereich des ganzen UV-B-Spektrums (280-320 nm) emittieren. Häufig deutliche UV-A-, insbesondere UV-A2-Anteile (bis über 50 % der Gesamt-UV-Dosisleistung!). Früher wurde die Therapie mit solchen Strahlern auch als SUP (selektive UV-Phototherapie) bezeichnet. Als Therapie-Indikationen gelten entzündliche Dermatosen wie Psoriasis, Atopisches Ekzem, palmoplantare Ekzeme, Prurigo und Parapsoriasis-Formen, aber auch Pruritus und Vitiligo. Auch zum Photohardening bei Polymorpher Lichtdermatose oder Lichturtikaria bevorzugen wir diese Strahler.

■ Schmalspektrum UV-B

Fluoreszenzstrahler (Philips TL 01) mit einem schmalen Dosispeak bei 311 nm. Da die antipsoriatische Wirksamkeit in diesem UV-Spektrumanteil am höchsten ist, werden diese Strahler vor allem zur Therapie der Psoriasis vulgaris eingesetzt. Meist reichen niedrigere kumulative UV-Dosen für den Therapieerfolg aus, als mit Breitspektrum UV-B-Therapie erforderlich. Da der Strahler kaum UV-A emittiert, wird er oft auch zum Photohardening (Induktion photoprotektiver Schutzmechanismen der Haut) bei Polymorpher Lichtdermatose oder Lichturtikaria eingesetzt. Inwieweit jedoch auch niedrige UV-A-Dosen, die nicht symptomauslösend wirken, zu einem immunologischen Photohardening ("Hyposensibilisierung") beitragen können, ist gegenwärtig unklar. Vergleichende Untersuchungen zur Wirksamkeit von Breitspektrum- vs. Schmalspektrum-UV-B bei Lichtdermatosen fehlen zur Zeit noch.

UV-A

Fluoreszenz- oder Halogenhochdruckstrahler, die im Bereich des ganzen UV-A-Spektrums (320-400 nm) emittieren. Meist mit geringem (unter 1 %), jedoch hochwirksamem UV-B-Dosisanteil. Gute Pigmentierungswirkung vor erythemwirksamer Dosis. Als Therapie-Indikationen gelten entzündliche Dermatosen wie das Atopische Ekzem und Prurigo aber auch Pruritus und Vitiligo. In der Kombination mit chemischen Photosensibilisatoren (z.B. 8-Methoxypsoralen) werden sie zur Photochemotherapie (PUVA = Photochemosensibilisator + UV-A) eingesetzt. Das Aktionsspektrum der Erythemwirkung für 8-MOP liegt bei 330 bis 360 nm, ein Absorptionsmaximum bei 303 nm. Daher wird auch experimentell über PUVA1 bzw. PUVB-Therapie berichtet. Als Therapie-Indikationen für PUVA gelten entzündliche Dermatosen wie Psoriasis, palmoplantare Ekzeme, aerogene Kontaktekzeme, Prurigo, Lichen ruber, Granuloma anulare, Morphea, Graft-versus-host-Erkrankung und schwere Formen des Atopischen Ekzems sowie Urticaria pigmentosa, kutane T-Zell-Lymphome (einschließlich Lymphomatoider Papulose), Pruritis und Vitiligo. Auch zum Photohardening bei Polymorpher Lichtdermatose oder Lichturtikaria sowie zur Therapie der Chronisch aktinischen Dermatitis wird PUVA häufig erfolgreich eingesetzt.

UV-A1

Fluoreszenz oder Halogenhochdruckstrahler, die nahezu ausschließlich langwelliges UV-A1 (340-400 nm) emittieren (< 5 % erythemwirksame Dosis im UV-A2-Bereich, keinerlei Emission unter 320 nm.) Die Aktionsspektren vieler unerwünschter UV-bedingter Effekte (Erythem, Photokarzinogenese, Hautalterung) fallen, nach ihrem Maximum im UV-B-Bereich, im kurzwelligen UV-A2 (320-340 nm) noch steil ab und erreichen bei 340 nm ein Plateau (etwa 10.000-stel bis 100.000-stel Dosiswirkung) oder eine flach abfallende Kurve (vergl. Abb. 1.4). Daher können vergleichsweise extrem hohe Dosen zu therapeutischen Zwecken appliziert werden und sind hervorragend zur UV-A-Provokationstestung geeignet. Je nach Höhe der therapeutischen Einzeldosis wird hierbei nach Niedrigdosis (bis 20 J/cm^2), Mitteldosis (bis 90 J/cm^2) und Hochdosis (130 J/cm^2)-Therapie unterschieden. Zur Erreichung von Einzeldosen über 30 J/cm^2 sollten Halogenhochdruckstrahler verwendet werden. Diese haben eine sehr gute Pigmentierungswirkung vor Erreichen der erythemwirksamer Dosis. Als gesicherte Therapieindikation gilt das schwere Atopische Ekzem. Auch der Einsatz bei Morphea ist gut belegt. Über den therapeutischen Einsatz bei systemischer Sklerodermie, Graft-versus-host-Erkrankung, subakuten kutanen Lupus erythematodes, Psoriasis, palmoplantaren Ekzemen, REM-Syndrom, Alopecia areata, Urticaria pigmentosa und kutanen T-Zell-Lymphomen gibt es positive, z.T. aber auch negative Berichte. Ein möglicher Stellenwert der UV-A1-Therapie bei Polymorpher Lichtdermatose und Lichturtikaria ist gegenwärtig eher als fraglich anzusehen.

UV-A/B

Einige entzündliche Hautkrankheiten, die sowohl auf UV-A wie UV-B therapeutisch gut ansprechen, werden auch simultan oder sukzessive mit UV-A und UV-B (Breitspektrum- oder Schmalspektrum-Strahlern) behandelt. Ein klassisches Beispiel hierfür ist das Atopische Ekzem, welches besser auf die Kombination als auf die Monotherapien anspricht. UV-A1 (Mittel- und Hochdosis) ist jedoch noch effektiver als die Kombination UV-A/B. Für die Therapie von Lichtdermatosen erscheint eine solche Kombination eher als zu ungerichtet, wenn ein symptomauslösendes Spektrum festgestellt werden konnte. Als sogenannte Solarsimulatoren können spezielle Fluoreszenz- oder Halogen-Strahler mit sonnenähnlichem Spektrum auch zur Bestimmung der Minimalen Erythemdosis oder der Messung des Lichtschutzfaktors von Lichtschutzmitteln verwendet werden.

UV-C

Zu technischen Zwecken, wie zur Materialbehandlung oder zur Sterilisation, werden UV-Strahler eingesetzt, die auch oder vor allem UV-C (100 bis 280 nm) emittieren. Da das Absorptionsmaximum von Nukleinsäuren mit 256 nm in diesem Spektralbereich liegt, ist von einer besonderen Gesundheitsgefährdung (Erythemwirkung, Photokarzinogenese) auszugehen; die Anwendung beim Menschen ist daher zu vermeiden. Auch im Lichtbogen von Schweißgeräten können UV-C-Strahlen vorkommen. Grundsätzlich sollte deshalb bei der Lichtanamnese auch gezielt nach möglichen UV-Expositionen durch technische Strahlenquellen gefahndet werden.

1.2. Photobiologische Diagnoseverfahren

1.2.1. Anamnese bei Photodermatosen

Für die Differentialdiagnostik vieler Fälle von Lichtdermatosen kommt der Anamnese die entscheidende Rolle bei der Weichenstellung zu, da die Patienten häufig ohne akute Krankheitssymptome den Diagnostiker aufsuchen. Die Mitteilung der Symptome durch den Erstbehandler, z.B. am Urlaubsort, ist meist nicht hinreichend verwertbar. Ziel der Anamnese sollte die Erstellung einer ersten Arbeitsdiagnose sein, um die weitere rationale und wirtschaftliche apparative und labortechnische diagnostische Strategie festzulegen.

Die Anamnese sollte möglichst strukturiert mittels eines Fragebogens durch den Untersucher selbst erfolgen, um nicht wichtiger Informationen verlustig zu gehen. Hierbei sind folgende Punkte besonders zu berücksichtigen:

Seit wie vielen Jahren bzw. seit welchem Lebensalter besteht die Hauterkrankung?

➤ *Kongenitale Porphyrien wie die erythropoetische Protoporphyrie bestehen seit früher Kindheit, die Polymorphe Lichtdermatose manifestiert sich zumeist im 2. und 3. Lebensjahrzehnt, die Lichturtikaria und der Lupus erythematodes meist im 3. und 4. Lebensjahrzehnt. Erworbene Porphyrien wie die Porphyria cutanea tarda treten meist im 4. oder 5. Lebensjahrzehnt auf, während die Chronisch aktinische Dermatitis eine typische Altersdermatose ab dem 7. Lebensjahrzehnt ist. Selbstverständlich sind Ausnahmen möglich.*

Zu welchen Jahreszeiten treten Symptome auf, gibt es eine Lichtgewöhnung?

➤ *Insbesondere die Polymorphe Lichtdermatose tritt typischerweise im Frühjahr erstmals auf, bessert sich häufig aber bereits während der Sommermonate, da sich die Haut an das Licht gewöhnt (sog. Hardening-Phänomen). Ein solcher Gewöhnungseffekt durch natürliche UV-Strahlung ist z.B. bei der Chronisch aktinischen Dermatitis oder Lichturtikaria nicht zu erwarten.*

Treten Symptome nur im (Fern-) Urlaub oder unter künstlichen UV-Strahlern (z.B. Solarien) auf?

➤ *Bei einigen Patienten mit Polymorpher Lichtdermatose treten Symptome nur bei vergleichsweise extremen UV-Dosen auf.*

Welche Besonnungsdauer ist zur Auslösung der Symptome erforderlich?

➤ *Bei der Lichturtikaria und der Chronisch aktinischen Dermatitis reichen häufig geringe UV- oder Licht-Dosen und entsprechend kurze Besonnungszeiten aus. Die Polymorphe Lichtdermatose benötigt meist mehrere Stunden oder gar Tage intensiver Besonnung. Selbstverständlich sind die geographische Breite, die Bewölkung und evtl. Lichtschutzmaßnahmen des Patienten bei der Einschätzung zu berücksichtigen.*

Besteht eine Latenzzeit zwischen Besonnungsende und Beginn der Symptome?

➤ *Bei der Lichturtikaria besteht keine Latenzzeit, eine Latenzzeit von mehreren Stunden bis zu einem Tag kann bei der Polymorphen Lichtdermatose bestehen, bei der phototoxischen Kontaktdermatitis, der Chronisch aktinischen Dermatitis und bei der photoallergischen Kontaktdermatitis können ein bis mehrere Tage Latenzzeit bestehen und beim Lupus erythematodes mehrere Wochen bis Monate, so daß den Patienten häufig die Lichtabhängigkeit der Dermatose nicht auffällt.*

Wie lange halten die Symptome bei Meidung weiterer Besonnung an?

➤ *Die Lichturtikaria bildet sich binnen 12 bis 24 Stunden zurück, die Polymorphe Lichtdermatose besteht meist ein bis zwei Wochen, gleiches gilt auch für Photokontaktdermatitiden und die Chronisch aktinische Dermatitis in Abhängigkeit vom klinischen Schweregrad und der symptomatischen Therapie. Die Hautsymptome ei-*

nes Lupus erythematodes können dagegen trotz Therapie mehrere Wochen bis Monate bestehen.

Treten Symptome auch unter künstlichem Licht oder hinter Fensterglas (z.B. Autoscheibe) auf?

➤ *Eine Auslösung auch durch sichtbares Licht kommt bei Lichturtikaria häufig vor. Symptome durch Besonnung hinter Fensterglas spricht für eine UV-A-Auslösbarkeit der Hautveränderungen, da UV-B weitgehend weggefiltert wird. Die Polymorphe Lichtdermatose und die Chronisch aktinische Dermatitis treten typischerweise auch hinter Fensterglas auf.*

Treten gleichartige Hautveränderungen auch ohne Besonnung oder auch auf durch Kleidung bedeckter Haut auf?

➤ *Die Bejahung dieser Frage macht eine Lichtdermatose unwahrscheinlich, jedoch können natürlich eine Kontaktdermatitis oder Urtikaria durch unterschiedliche Mechanismen bei einem Patienten ausgelöst werden. Bei Kleidung ist zu berücksichtigen, daß leichte Gewebe meist sehr durchlässig für UV-Strahlung sind. Wärme und Schwitzen können als Provokationsfaktoren einer Dermatose leicht eine Besonnungsabhängigkeit vortäuschen.*

In welchen Lokalisationen treten die Symptome auf?

➤ *Die Polymorphe Lichtdermatose tritt besonders häufig an nicht chronisch-lichtexponierten Arealen auf, wie beispielsweise am Dekolleté, den Unterarmen oder am Stamm. Sonderformen wie die Frühlingspernio oder die Hydroa vacciniformia treten dagegen häufig an den Ohren oder im Gesicht auf. Zu den Prädilektionsstellen beim kutanen Lupus erythematodes zählen Nasen- und Wangenbereich (sog. Schmetterlingsregion), beim subakuten Lupus erythematodes sind zusätzlich häufig Stamm und Extremitätenstreckseiten mitbefallen. Die Porphyria cutanea tarda betrifft typischerweise die Handrücken, die erythropoetische Protoporphyrie zeigt sich typischerweise auch im Gesicht. Bei photoallergischen oder phototoxischen Kontaktekzemen sind die Hautveränderungen auf die Lokalisationen des belichteten Kontaktes (z.B. parfümierten Areale), bei Dermatitis solaris, hämatogenen Formen der Photosensibilisierung, Lichturtikaria und Chronisch aktinischer Dermatitis auf alle belichteten Areale beschränkt.*

Welche subjektiven Beschwerden bestehen bei Hautsymptomen?

➤ *Intensiver Juckreiz ist typisch für die Polymorphe Lichtdermatose und die Lichturtikaria. Chronisch aktinische Dermatitis und photoallergisches Kontaktekzem können jucken. Die erythropoetische Protoporphyrie ist durch intensiv brennende Mißempfindungen gekennzeichnet. Dermatitis solaris und die phototoxische Dermatitis können brennen und schmerzen. Der Lupus erythematodes macht wenig Mißempfindungen an der Haut, außer einer Schmerzsensation beim Streichen über die betroffene Haut (sog. Tapeziernagelphänomen). Bei der Porphyria cutanea tarda fehlen gleichfalls häufig Mißempfindungen. Bei großflächiger Lichturtikaria kann es zu Allgemeinsymptomen im Sinne einer anaphylaktischen Kreislaufdysregulation (Schwindel, Übelkeit, Atemnot) kommen.*

Wie sehen die Symptome aus?

➤ *Erfahrungsgemäß kommen wenig differentialdiagnostisch verwertbare Angaben vom Patienten selbst (allenfalls Rötung oder Erhabenheit der Hautveränderungen). Versuche, Effloreszenzen beim Patienten abzufragen, schlagen meist fehl. Wenn möglich, sollten die Aufzeichnungen des erstbehandelnden Arztes eingesehen werden.*

Bestand Hautkontakt zu Photokontaktallergenen oder phototoxischen Substanzen?

➤ *Hier muß ausdrücklich nach privaten (Parfüms, Kosmetika, Lichtschutzmitteln, Pflanzen), beruflichen (Fotochemikalien, Arzneistoffen) und iatrogenen (externe Medikamente) Einwirkungen gefragt werden.*

Wurden Photosensibilisatoren systemisch (oral) aufgenommen?

➤ *Hier muß ausdrücklich nach Medikamenten gefragt werden (insbesondere Furocumarinen, nichtsteroidalen Antiphlogistika, Psychopharmaka, Antibiotika, Diuretika, orale Antidiabetika). Nahrungsmittel und -additiva sind dagegen von untergeordneter Bedeutung (Süßstoffe).*

Bestehen innere Erkrankungen?

➤ *Hier ist besonders nach Leberleiden und hämatologischen Erkrankungen (Porphyrien) sowie rheumatischen Erkrankungen (Lupus erythematodes) zu fragen.*

Bestehen eine positive Familienanamnese oder sonstige Haut- und allergische Erkrankungen?

➤ *Stoffwechselstörungen (Porphyrien) können erblich sein. Die Heredität und die Assoziation mit Erkrankungen des atopischen Formenkreises bei der Polymorphen Lichtdermatose werden von einigen Autoren postuliert.*

Bekommt der Patient leicht einen Sonnenbrand und bräunt er gut?

➤ *Dies führt zusammen mit Haar-, Haut,- und Augenfarbe zum Haut- (Licht-) Typ nach Fitzpatrick (Tab. 1.2). Die empfindlicheren Hauttypen I ("verbrennt immer, pigmentiert nie") und II ("verbrennt leicht, pigmentiert schlecht") leiden signifikant häufiger an einer Polymorphen Lichtdermatose als die Hauttypen III ("verbrennt selten, pigmentiert gut") und IV ("verbrennt sehr selten, pigmentiert sehr gut").*

Glaubt der Patient selbst an eine Lichtabhängigkeit seiner Hauterkrankung?

➤ *Tatsächlich korreliert die subjektive Überzeugung des Patienten, an einer Lichtdermatose zu leiden, signifikant mit der tatsächlichen Diagnose einer solchen. Bei Patienten, die nur wegen eines entsprechenden Verdachts ihres Arztes vorstellig werden, kann dagegen häufiger keine Lichtdermatose bestätigt werden.*

Ein Beispiel für einen standardisierten Anamnese-Fragebogen gibt Anhang 1.

Typ	Reaktion auf Sonne	Phänotyp	Schutz*	MED**
I	sehr schnell Hautrötung/ Sonnenbrand Haut schält sich stets/keine Bräunung	blasse Haut, rötliche Haare, grüne Iris (keltischer Typ)	10 min	15-30
II	rasch Hautrötung/Sonnenbrand Haut schält sich leicht/ schwache Bräunung	helle Haut, blonde Haare, blaugraue Iris (skandinavischer Typ)	20 min	25-40
III	selten Hautrötung/Sonnenbrand gute Bräunung	normales Hautkolorit, brünette/braune Haare, graubraune Iris (süddt. Typ)	30 min	30-50
IV	kaum Hautrötung/Sonnenbrand intensive Bräunung	oliver Teint, schwarze Haare, dunkelbraune Iris (mediterraner Typ)	50 min	45-60
V	sehr selten Sonnenbrand	mittelöstlicher/lateinamerikanischer Typ		60-90
VI	praktisch nie Sonnenbrand	negroider Typ		90-150

Tab. 1.2: Hauttyp (Pigmentierungstyp) nach Fitzpatrick. *Maximale Eigenschutzzeit der Haut vor Erythem/Sonnenbrand in Deutschland. Chronische Lichtschäden können schon bei ca. 60 % dieser Dosis auftreten. ** Minimale Erythemschwellendosis für UV-B-Strahlung in mJ/cm^2.

Aufgrund der anamnestischen Angaben und ggf. des klinischen Befundes kann fast immer eine Verdachts- bzw. Arbeitsdiagnose gestellt werden. Diese könnte lauten:

- Polymorphe Lichtdermatose
- Chronisch aktinische Dermatitis
- Phototoxische oder photoallergische Dermatitis
- Lichturtikaria
- Lupus erythematodes
- Porphyrie
- sonstige lichtprovozierbare Dermatose oder Ausschluß einer solchen

In Abhängigkeit von der gestellten Arbeitsdiagnose sollte die weitere diagnostische Strategie vorläufig festgelegt werden (Abb. 1.5).

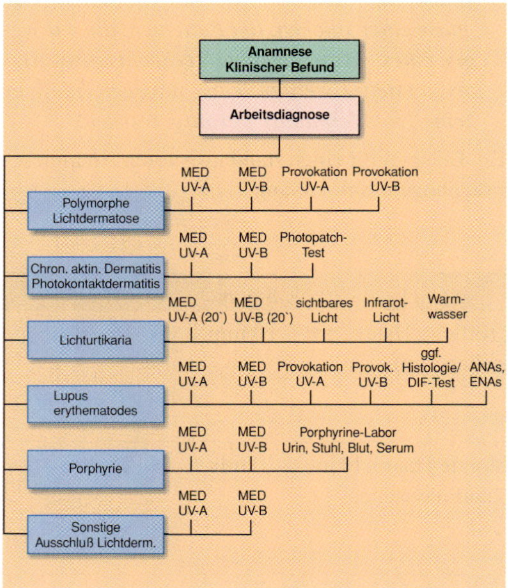

Abb. 1.5: Strategie zur Diagnostik von Lichtdermatosen: Nach Anamnese und klinischer Befunderhebung wird der Patient in eine von sechs vorläufigen Arbeitsdiagnosegruppen eingeteilt und einer speziellen Diagnostik unterzogen.

1.2.2. Erythemschwellenbestimmung

1.2.2.1. Definition, Testspektren

In jedem Falle sollte eine UV-Erythemschwellenbestimmung durchgeführt werden; diese muß auch unbedingt vor evtl. erforderlichen weiteren UV-Testungen durchgeführt werden, um zu vermeiden, dadurch unerwartet massive Symptome zu provozieren bzw. nicht auswertbare Testergebnisse zu erhalten. Mit der UV-Erythemschwellenbestimmung wird die minimale erythemwirksame Dosis (MED) bzw. minimale phototoxische Dosis (MPD) für den jeweils applizierten Wellenlängenbereich ermittelt. Darüber hinaus kann so auch die minimale pigmentinduzierende (engl. "tanning") Dosis (MTD) mit ermittelt werden. Die MED bzw. MTD sollten jeweils getrennt für UV-B- Strahlung (280-320 nm Wellenlänge) und UV-A-Strahlung (320-400 nm Wellenlänge) bestimmt werden. Da bei verminderter UV-B-Toleranz auch eine durch geringe "UV-B-Verunreinigung" herkömmlicher UV-A-Strahler eine zusätzlich verminderte UV-A-Toleranz vorgetäuscht werden kann (☞ Abschnitt "künstliche UV-Strahlungsquellen"), und bei späteren Photoprovokationstestungen hohe UV-A-Dosen benötigt werden können, ist es zweckmäßig, die MED für UV-A1 (340 bis 400 nm Wellenlänge) zu bestimmen.

1.2.2.2. Praktische Durchführung, Auswertung

Zur Bestimmung der MED werden mehrere Testfelder von bis zu 1,5 x 1,5 cm, möglichst in chronisch unbelichteter Haut, z.B. am Gesäß, über verschiedene Zeiten mit der entsprechenden UV-Quelle bestrahlt. Auch wenn das Verfahren, insbesondere bei UV-A, zeit- und personalaufwendig ist, hat sich uns die manuelle Aufschiebemethode bewährt. Hierbei wird auf das Testareal eine Schablone z.B. aus dicker Pappe mit 9 schachbrettartig angeordneten Öffnungen für die einzelnen Testareale gelegt und mit hautfreundlichem Pflaster fixiert. Die Umgebung der Schablone wird durch hinreichend dicke (=UV-dichte) Baumwolltücher (z.B. mehrfach gefaltete Laken) abgedeckt. Mittels auf der Schablone angebrachter verschiebbarer Pappstreifen werden die Felder nach Erreichen der jeweiligen Testdosis verschlossen. Die Testdosis ergibt sich aus der Bestrahlungszeit und der Bestrahlungsintensität der UV-Quelle. Aufgrund einer regelmäßig durchzuführenden Dosimetrie der Strahlungsquelle wird eine Zeittabelle angelegt und ggf. aktualisiert, die die zur Erreichung der jeweils gewünschten Dosis erforderliche Bestrahlungsdauer angibt. Bei der Dosimetrie und der Hauttestung ist selbstverständlich der gleiche Abstand von der Bestrahlungsquelle einzuhalten.

Dieser sollte so gewählt werden, daß keine intensive Wärmeexposition auf die Hautoberfläche einwirkt, um möglichst kein Wärmeerythem zu induzieren, das pathologische UV-Reaktionen vortäuschen könnte, und um keine Mißempfindungen beim Patienten auszulösen. Erfahrungsgemäß ist ein Abstand Strahlungsquelle-Hautoberfläche von ca. 30 cm ausreichend (Abb. 1.6a-h).

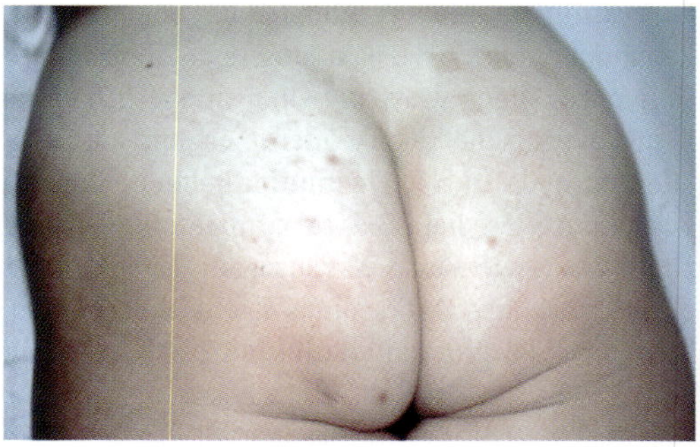

a

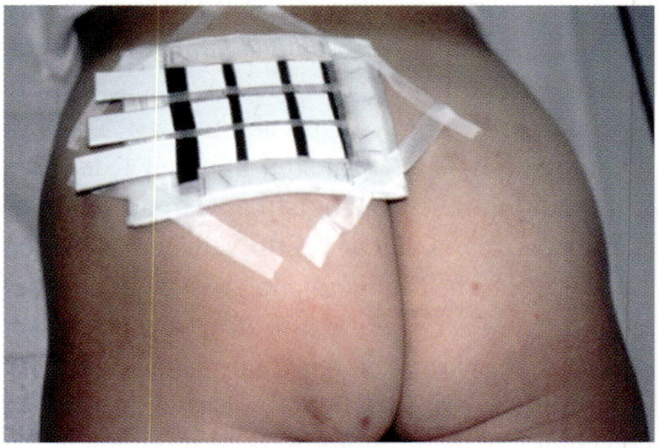

b

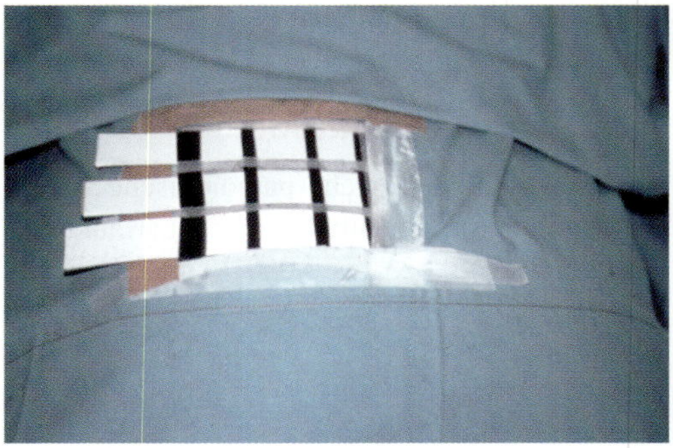

c

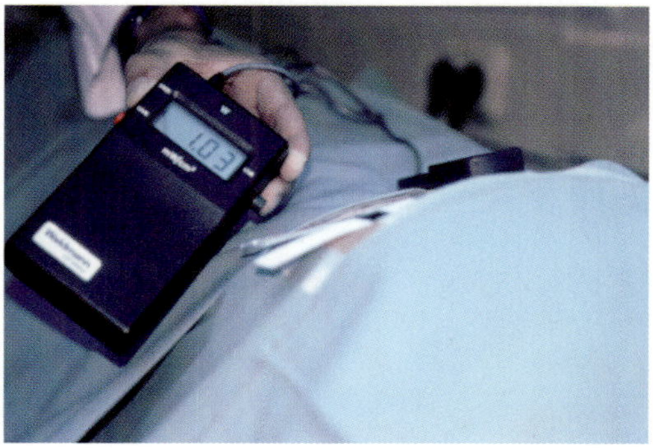

d

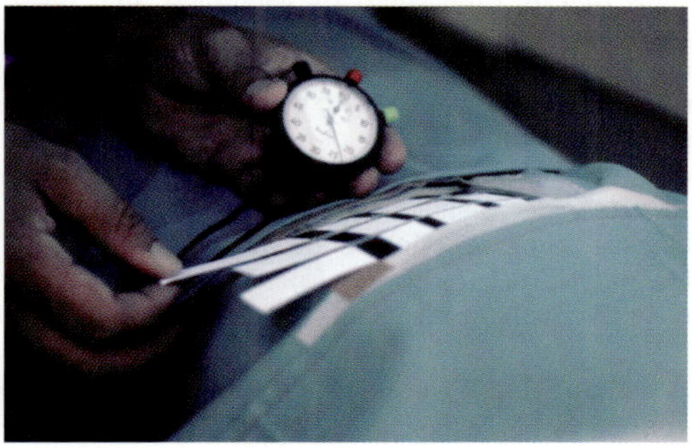

e

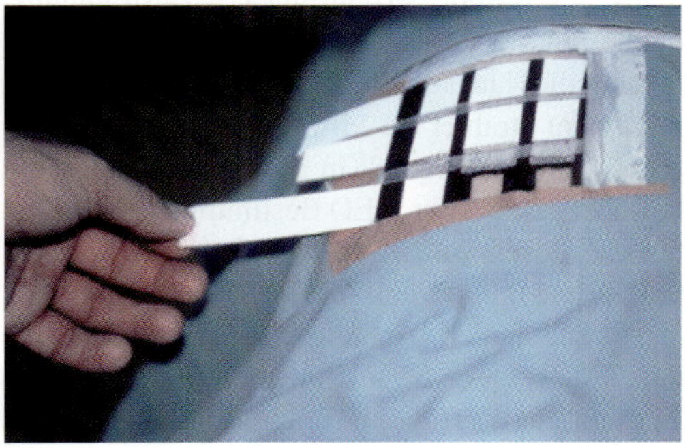

f

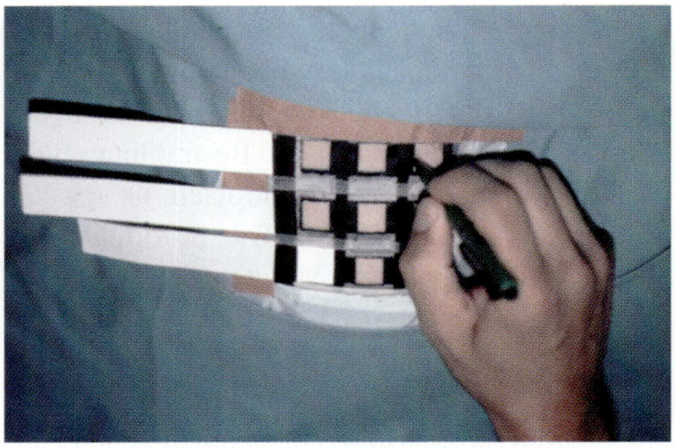

g

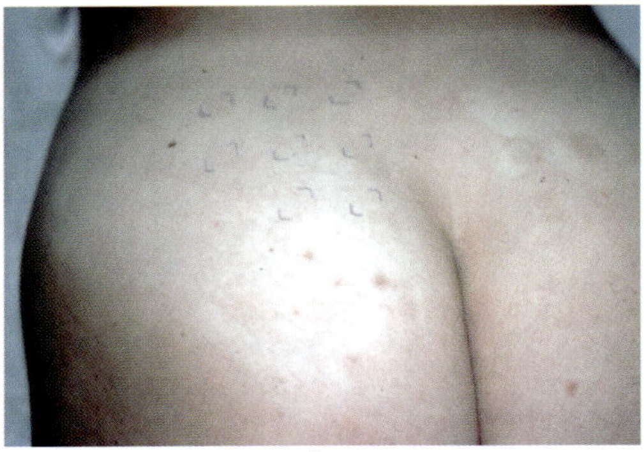

h

Abb. 1.6a-h: Praktische Durchführung der MED-Schwellenbestimmung für UV-B (“Lichttreppe”). Testareal ist die linke Gesäßhälfte (a); auf der rechten wurde vorher eine UV-A-Testung durchgeführt (Hyperpigmentierungen). Aufkleben der Testschablone (b), Abdecken der Umgebung mit Tüchern (c), Dosimetrie (d), Aufziehen der Testfelder nach der jeweiligen Bestrahlungszeit zur Erreichung der gewünschten Dosis (e,f), Markierung der Testfelder (g). Zustand unmittelbar nach der Testung (h).

Auf dem Markt werden auch uhrwerkbetriebene automatische Testsysteme angeboten, die z.T. aber nur sehr kleine Testfelder freigeben. Ein vollautomatisches System, bei dem eine UV-Bestrahlungsquelle mit verschiedenen vorgesetzten Filtern direkt auf die Haut aufgebracht wird, um gleichzeitig mit einem Strahler die MED für UV-A und UV-B zu bestimmen, hat sich in unseren Händen nicht bewährt. Die bei der MED Bestimmung eingesetzten Testdosen sollten bei UV-B etwa zwischen 0,0125 und 0,200 J/cm^2 und bei UV-A1 bei 0,7 bis 30,0 J/cm^2 liegen (Anhang 2). Hat man lediglich eine Fluoreszenz-Strahlenquelle für die UV-A-Testung zur Verfügung, reicht eine Höchstdosis von 15 J/cm^2 insofern aus, als daß die natürliche Tages-UV-A-Belastung in unseren Breiten unter praktischen Bedingungen selten höher ist, und evtl. spätere Photopatchtestungen mit maximal 10 J/cm^2 UV-A durchgeführt werden. Die Testreaktion sollte unmittelbar nach Bestrahlungsende, nach 20 Minuten, nach 24 und nach 48 bzw. 72 Stunden abgelesen werden. Die Sofortablesung und die Ablesung nach 20 Minuten dienen der Diagnosestellung einer Lichturtikaria (urtikarielle Morphe, meist auf allen Testfeldern), die Spätablesung nach 48 bzw. 72 Stunden der eines lichtprovozierbaren Ekzems bzw. einer hämatogenen Photokontaktallergie (Ekzemmorphe, dosis- und spektrum-abhängig), bzw. einer Chronisch aktinischen Dermatitis. Die MED wird definitionsgemäß nach 24 Stunden ermittelt. Jeweils das Testfeld mit der niedrigsten applizierten UV-A bzw. UV-B -Dosis, in dem ein scharf abgegrenztes Erythem sichtbar ist, wird als MED-Schwellendosis gewertet. Sollte bereits das erste Testfeld mit der geringsten Dosis positiv sein, müßte mit einer neuen Testung mit noch geringeren Dosen weiter nach unten “titriert” werden, um die tatsächliche MED zu bestimmen. Sollten alle Felder negativ sein, kann analog unter Verwendung noch höherer Dosen vorgegangen werden, wobei sich aber hieraus keine praktische Konsequenz ergibt, da eine “übernormale” UV-Unempfindlichkeit keinen Krankheitswert hat. Bei experimentellen Fragestellungen, wie beispielsweise zur Bestimmung des Lichtschutzfaktors eines Lichtschutzmittels, kann dies allerdings sinnvoll sein.

1.2.2.3. Voraussetzungen

Zur Diagnostik einer Lichtdermatose sollte die Haut des Patienten für die MED-Bestimmung möglichst nicht vorgebräunt sein. Auch sollten keine Medikamente genommen werden, die die physiologische Erythemreaktion (="Sonnenbrandreaktion") unterdrücken könnten (Steroide, nicht-steroidale Antiphlogistika, Carotene, Malariamittel u.a.). Gleiches gilt selbstverständlich auch für topische Medikamente, Lichtschutzmittel und Kosmetika. Der Patient sollte über die Testung und die zu erwartenden bzw. möglichen Testreaktionen aufgeklärt werden und schriftlich sein Einverständnis geben. Phototoxische Reaktionen bis zur Blasenbildung sind möglich, das “Schachbrettmuster” hyperpigmentierter Testfelder kann Monate lang sichtbar bleiben!

1.2.2.4. Interpretation

Als normale, noch nicht pathologische MED-Werte gelten für lichtentwöhnte Haut (Kaukasier, Hauttyp II-IV) 0,025 bis 0,050 J/cm^2 UV-B und 15,0 bis 30,0 J/cm^2 UV-A (Abb. 1.7).

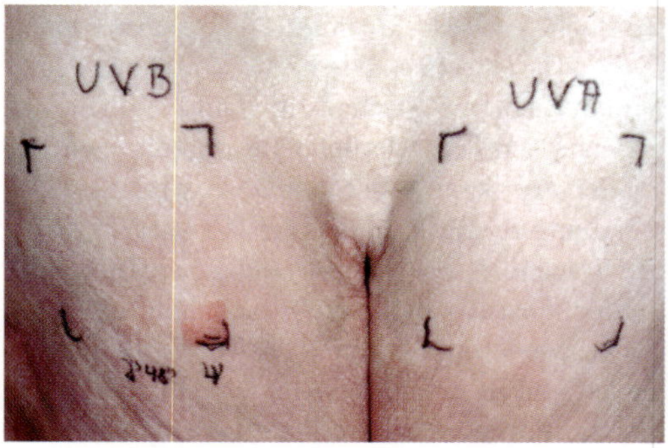

Abb. 1.7: Normaler Erythemschwellenbefund: Im UV-B-Bereich liegt die Schwelle bei 0,200 J/cm², im UV-A-Bereich keine Reaktion bis 15,0 J/cm².

Höhere MED-Werte sind gleichfalls nichtpathologisch und werden häufig beobachtet. Ist die UV-Erythemschwelle für UV-A oder UV-B eindeutig pathologisch, wobei häufig beide Schwellen erniedrigt sind, muß primär an eine Chronisch aktinische Dermatitis gedacht werden. Auch eine meist systemisch bedingte phototoxische Reaktion wäre denkbar (Abb. 1.8).

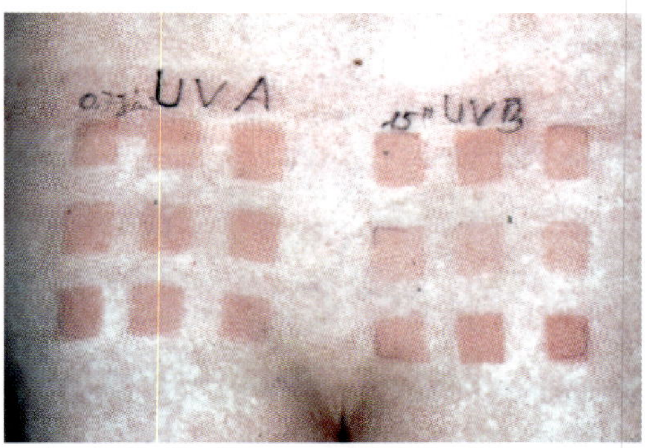

Abb. 1.8: Pathologischer Erythemschwellenbefund: Im UV-B-Bereich liegt die Schwelle unter 0,0125 J/cm², im UV-A-Bereich bei unter 0,7 J/cm²: Chronisch aktinische Dermatitis oder phototoxische Photosensibilisierung. Hier ist eine weitere Testung mit noch geringeren Dosen UV-B bzw. UV-A zur exakten MED-Bestimmung erforderlich.

Bei Urticae in der Sofortablesung, die gleichfalls häufig im UV-B und UV-A Bereich zugleich auftreten, ist von einer Lichturtikaria auszugehen, wenn eine Wärmeurtikaria (Warmwassertest) ausgeschlossen werden kann (Abb. 1.9).

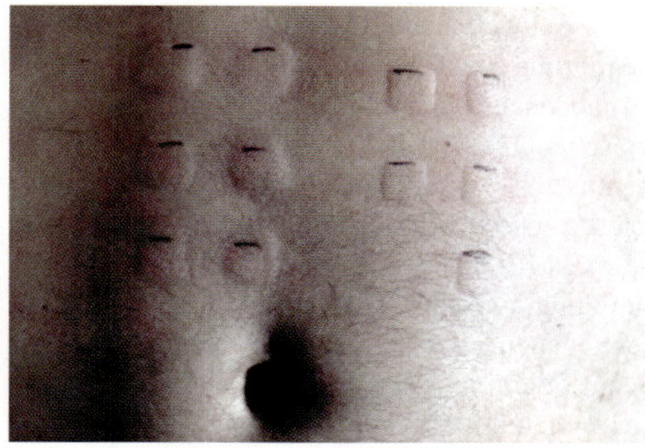

Abb. 1.9: Urtikarielle Sofortreaktion bei Erythemschwellenbestimmung. Reaktion auf alle getesteten Dosen UV-B bzw. UV-A: Lichturtikaria.

Ein leichtes Soforterythem, insbesondere in den UV-A-Testfeldern, ist physiologisch und als Wärmereflexerythem zu werten, wenn es nach 24 Stunden abgeklungen ist. Bei Patienten mit Ekzemmorphe in der Spätablesung (Infiltration, evtl. Papulovesikel und Schuppung) ist ein UV-provozierbares (atopisches) Ekzem oder eine meist systemisch bedingte photo(kontakt)allergische Reaktion denkbar. Tage oder Wochen später kommt in seltenen Fällen die Provokation von Psoriasis- oder Lichen ruber-Herden - im Sinne eines Köbnerphänomens - in den Testfeldern vor; Wochen oder Monate nach der Testung können sich auch noch Lupus erythematodes-Herde entwickeln. Bei den allermeisten Patienten ist jedoch die Erythemschwellenbestimmung unauffällig. Dies schließt jedoch eine Lichtdermatose keineswegs aus! Insbesondere die Polymorphe Lichtdermatose, der Lupus erythematodes aber auch die Porphyrien gehen fast nie mit einer verminderten UV-Erythemschwelle einher. Die UV-Erythemschwellenbestimmung und die Kenntnis der jeweiligen MED für UV-B und UV-A ist aber Voraussetzung für eine erfolgreiche und risikoarme UV-Provokationstestung bzw. Photopatchtestung.

1.2.2.5. Pigmentierungsschwelle

Bei der Pigmentierungsschwelle (Minimal Tanning Dose, MTD) unterscheidet man zwischen der Sofortpigmentierungsschwelle (Immediate Pigment Darkening, IPD) und der Schwelle der persistierenden Pigmentierung (PPD). Die Sofortpigmentierungsschwelle ist unmittelbar nach der UV-Bestrahlung abzulesen. Das Testfeld mit der niedrigsten eingestrahlten UV-Dosis, das eine graubraune, scharf umgrenzte Pigmentierung aufweist,

ist als Schwellendosis zu werten. Die Sofortpigmentierung entsteht durch die Oxidation bereits vorhandenen Melanins. Es handelt sich um einen typischen UV-A-Effekt. Die persistierende Pigmentierung wird 2 Stunden nach Bestrahlung abgelesen. Die MTD liegt typischerweise niedriger als die MED. Sie liegt im Bereich der UV-A1 Strahlung zwischen < 10 und > 90 J/cm^2. Diese Tests haben eine praktische Bedeutung bei der Quantifizierung der Wirksamkeit von UV-A-Lichtschutzmitteln. Erst nach Tagen auftretende, ca. nach 2 Wochen das Maximum erreichende braune Pigmentierungen sind Folge der Neusynthese von Melanin und treten auch in UV-B-Testfeldern auf. Hier sind in der Regel erythematogene Dosen erforderlich, um eine solche indirekte Pigmentierung zu bewirken. Sie können zur Objektivierung der Bräunungsfähigkeit des Patienten (Hauttyp) dienen.

1.2.3. UV-Provokationstestung

1.2.3.1. Definition, Testspektren

Die UV-Provokationstestung erfolgt wiederum getrennt für UV-B (280-320 nm) und UV-A. Zur UV-A-Provokation sind wegen der hierfür erforderlichen Dosen und der deutlich höheren erythematogenen Wirksamkeit von UV-A2 (320-340 nm) zwingend UV-A1 (340-400 nm)-Hochdruck-Strahler zu verwenden. Bei der UV-A-Provokation werden in der Regel unphysiologische, nicht in der Natur vorkommende extrem hohe Dosen eingesetzt. Es handelt sich um ein rein labortechnisches Verfahren zur Diagnosestellung insbesondere der Polymorphen Lichtdermatose und des Lupus erythematodes. Analogien zum Verhalten der Haut des Patienten unter natürlicher solarer Bestrahlung können nur unter Vorbehalt gezogen werden.

1.2.3.2. Praktische Durchführung, Auswertung

Die UV-Provokationstestung wird simultan z.B. an den kontralateralen Unterarm-Innenseiten jeweils getrennt für UV-B und UV-A durchgeführt. Die Testfelder sollten etwa die Größe einer Streichholzschachtel- bis Zigarettenschachtel haben. Am besten verwendet man wiederum entsprechende Schablonen aus dicker Pappe. Die Umgebung der Testfelder wird durch mehrlagige Baumwolltücher abgedeckt und die ganze Anordnung durch Pflaster fixiert. Die UV-Bestrahlungsquelle wird in ca. 30 cm Abstand zur Hautoberfläche angebracht. Die erforderliche Bestrahlungszeit zur Erreichung der gewünschten Dosis wird nach Bestimmung der Bestrahlungsstärke mittels Dosimetrie errechnet. Es ist notwendig, die gewählte Strahlendosis an mehreren aufeinanderfolgenden Tagen wiederholt auf dasselbe Testfeld zu applizieren. Die Bestrahlung sollte jeweils mindestens dreimal erfolgen, andere Autoren empfehlen die fünfmalige Bestrahlung, zur Erhöhung der "Ausbeute" positiver Testungen.

Es wird täglich mit dem 1,5fachen der in der vorher durchgeführten UV-B-Erythemschwellenbestimmung ermittelten MED für UV-B provoziert. Die UV-A- Provokation erfolgt stets mit täglich 90 J/cm^2 UV-A1. Die täglichen Wiederholungen der Bestrahlungen sind natürlich dann entbehrlich, wenn bereits eine positive Testreaktion mit der jeweiligen Strahlenqualität (UV-B oder UV-A) erreicht wurde. Vor einer erneuter Bestrahlung werden daher 24 Stunden nach der letzten Provokationsbestrahlung die Testfelder genau inspiziert. Ein mäßiges, scharf begrenztes Erythem ist besonders auf der UV-B-provozierten Seite zu erwarten (Sonnenbrandreaktion I$^\circ$, da 1,5fache MED!), und kommt auch auf der UV-A- provozierten Seite häufiger (in ca. 1/3 der Fälle) vor (UV-A-Erythem). Diese Reaktionen sind physiologisch und nicht als positiver Provokationstest zu werten. Auch sollten deswegen die Wiederholungsbestrahlungen nicht unterbrochen oder unterlassen werden. Treten allerdings trotz vorheriger MED-Bestimmung unerwartet stärkere Sonnenbrandreaktionen II$^\circ$ mit Blasenbildung auf, muß die Testung abgebrochen werden und später mit einer geringeren Einzeldosis wiederholt werden. Von einer positiven Provokationstestung kann nur dann gesprochen werden, wenn im Bestrahlungsfeld morphologisch dieselben Hautveränderungen auftreten, die der Patient auch unter natürlicher Insolation beobachtet hat (isomorpher Reizeffekt). Im Falle der Polymorphen Lichtdermatose tritt diese positive Testreaktion typischerweise noch während der Bestrahlungstage oder wenige Tage darauf ein. Beim Lupus erythematodes können hierfür mehrere Wochen oder gar Monate erforderlich sein. In jedem Falle sollte daher der Patient angewiesen werden, die Testfelder noch selbst für längere Zeit nachzubeobachten und sich ggf. beim Auftreten von Hautveränderungen in den Testarealen wieder vorzustellen. Die provozierten Hautveränderungen sollten klinisch-dermatologisch begutachtet und möglichst biopsiert und (immun-) histologisch untersucht werden. Letzteres ist insbesonders im Falle des Lupus erythematodes zu fordern.

1.2.3.3. Voraussetzungen

Es gelten die gleichen medizinischen Voraussetzungen wie bei der UV-Erythemschwellenbestimmung. Auch die Aufklärung und Einholung des Einverständnisses des Patienten sollten analog betrieben werden. Auf die obligate milde Sonnenbrandreaktion, die häufig länger persistierende Hyperpigmentierung und die evtl. Notwendigkeit einer diagnostischen Biopsie sollten die Patienten vorher ausdrücklich hingewiesen werden.

1.2.3.4. Interpretation

Im Falle der Polymorphen Lichtdermatose gelingt in ca. 80 % der Fälle die Provokation isomorpher Herde zumeist in der UV-A-Provokation oder in der UV-A- und UV-B-Provokation (Abb. 1.10). In maximal 10 % der Fälle gelingt die Provokation nur mit UV-B, weswegen in jedem Falle auch eine UV-B-Provokationstestung durchgeführt werden sollte. Eine negative Provokationstestung schließt eine Polymorphe Lichtdermatose nicht sicher aus, spricht aber eher gegen eine solche. In diesen Fällen kann nur durch die Präsentation akuter Hautveränderungen nach natürlicher Insolation die Diagnose klinisch und evtl. auch histologisch gesichert werden. Zur späteren prophylaktischen Therapie (Auswahl des Lichtschutzpräparates, Auswahl des Spektrums einer "Gewöhnungs"-UV-Bestrahlung) kann die UV-Provokationstestung mit Ermittlung des vermutlich auslösenden UV-Spektrums von praktischer Bedeutung sein.

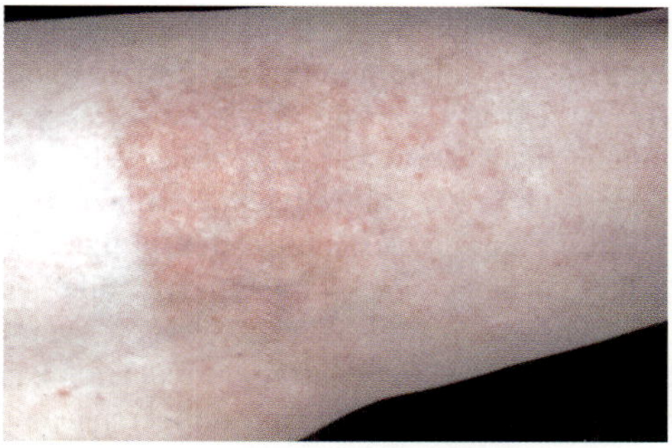

Abb. 1.10: Provokation isomorpher Herde der Polymorphen Lichtdermatose durch UV-A binnen 4 Tagen.

Im Falle des Lupus erythematodes gelingt die Provokation isomorpher Herde in Abhängigkeit vom Typ des Lupus erythematodes (diskoider, subakuter, systemischer) nur in ca. 50 % der Fälle. In etwa sind positive Reaktionen gleichmäßig auf UV-A, UV-B bzw. UV-A- und UV-B-Provokationstestfeld verteilt. In einigen Fällen, insbesondere von diskoiden Lupus erythematodes, gelingt die sichere Diagnose (ggf. mit histologischer und immunhistologischer Bestätigung) nur mittels der UV-Provokationstestung (Abb. 1.11). Andererseits schließt aber eine negative Testung einen Lupus erythematodes keineswegs aus!

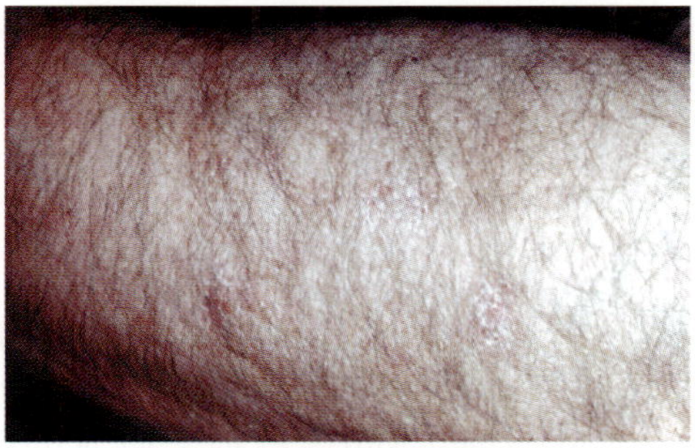

Abb. 1.11: Provokation diskoider Lupus erythematodes Herde durch UV-B nach ca. 3 Wochen.

1.2.4. Lichtprovokationstestung

Eine Provokationstestung mit sichtbarem Licht wird bei Lichturtikaria durchgeführt. Neben der urtikariellen Reaktion in der UV-A- und/oder UV-B-Erythemschwelle ist bei vielen Patienten auch (selten auch ausschließlich) eine urtikarielle Reaktion mit sichtbarem Licht provozierbar. Die Provokationstestung erfolgt mittels intensivem weißen Licht. Hierfür verwendet man am besten einen Diaprojektor ohne Dia bzw. mit Klarglasdia. In 15 bis 30 cm Abstand wird ein umschriebenes Hautareal von etwa Streichholz- bis Zigarettenschachtelgröße z.B. an der Unterarminnenseite für 20 Minuten belichtet. Danach wird für mindestens weitere 20 Minuten nachbeobachtet. Typischerweise entwickelt sich in diesem Zeitraum oder noch unter Belichtung eine das gesamte Testfeld umfassende, flächige Quaddel. Eine Wärmeurtikaria sollte auch hier mittels Warmwasserprovokation ausgeschlossen werden. Eine Infrarotprovokation kann in ähnlicher Weise mit einer Infrarottherapielampe erfolgen, wobei hier eine positive urtikarielle Reaktion auf Wärme gegen den sichtbaren Rotlichtanteil der Lampe abzugrenzen wäre.

1.2.5. Photopatchtest

1.2.5.1. Definition, Testspektrum

Der Photopatchtest dient in erster Linie der Diagnostik von Photokontaktallergien (Typ IV), in zweiter Linie auch der von phototoxischen Reaktionen. Im Falle einer pathologischen UV-Erythemschwellenbestimmung (mit sich daraus ergebenden Verdacht einer Chronisch aktinischen Dermatitis) sollte ein Photopatchtest durchgeführt werden. Das Prinzip des Photopatchtestes ist die Kombination eines Epikutan- (Läppchen-) Tests mit einer Photoprovokationstestung (belichteter Epikutantest). Bestrahlt wird routinemäßig mit UV-A (320-400 nm), da Photosensibilisierungen (ob allergisch oder toxisch bedingt) typischerweise durch Wellenlängen aus diesem Spektrum bewirkt werden.

1.2.5.2. Praktische Durchführung, Auswertung

Der Photopatchtest wird, wie auch der normale Epikutantest, am oberen Rücken des Patienten durchgeführt. Es ist differentialdiagnostisch sehr sinnvoll, vorher einen Epikutantest zumindest der sog. Standardreihe durchzuführen. Parallel hierzu kann die UV-Erythemschwellenbestimmung durchgeführt werden. Der eigentliche Photopatchtest wird mittels Testpflastern aufgebracht. Als Testsubstanzen werden zum einen die des Photopatchtest-Standardblocks, zum andern anamnestisch verdächtige Substanzen (z.B. auch Medikamente) verwendet. Der Photopatchtest-Standardblock mit Ergänzung (Tab. 1.3) enthält 22 Substanzen, bei denen häufiger positive Reaktionen auftreten. Er wurde über mehrere Jahre von der Arbeitsgruppe Photopatchtest im Rahmen der DDG entwickelt, um die im deutschsprachigen Raum relevantesten Photokontaktallergene zu bestimmen. Medikamente und evtl. vom Patienten verdächtigte Substanzen aus Haushalt und Beruf sollten in geeigneter Weise zur Testung vorbereitet werden (Zermörsern von Tabletten, Aufnahme bzw. Lösen in Vaseline, Wasser oder Alkohol in verschiedenen Verdünnungsstufen) und grob auf Toxizität geprüft werden (pH-Bestimmung, Studium von Sicherheitsblättern oder Beipackzetteln).

Substanz	Testkonzentration in Vaseline [%]
Tetrachlorsalicylanilid**	0,1
5-Brom-4´-chlorsalicylanilid**	1,0
Hexachlorophen**	1,0
Bithionol**	1,0
Sulfanilamid**	5,0
Promethazinhydrochlorid	0,1
Chinidinsulfat	1,0
Ambrettemoschus	5,0
Duftstoff-Mix	8,0
p-Aminobenzoesäure*	10,0
Octyldimethyl-p-aminobenzoesäure*	10,0
4-tert.-Butyl-4´-methoxy-dibenzoylmethan*	10,0
p-Methoxyzimtsäure-isoamylester*	10,0
p-Methoxyzomtsäure-octylester*	10,0
3-(4´-Methylbenzyliden)campher*	10,0
2-Phenyl-5-benzimidazol-sulfonsäure*	10,0
Oxybenzon*	10,0
Sulisobenzon*	10,0
Tribromsalan**	1,0
Chlorpromazinhydrochlorid	0,1
Thiourea	0,1
Olaquindox	1,0

Tab. 1.3: Photopatchtest: Standard- und Ergänzungsreihe (Fa. Hermal).
* topisch anwendbare chemische Lichtfilter,
** Antiseptika, Antimykotika, Konservierungsmittel.

Die Testpflaster werden dann jeweils doppelt parallel auf der linken bzw. der rechten Rückenhälfte aufgebracht und für 24 Stunden belassen. Während der ganzen Testung sollte der Patient sich nicht der Sonne aussetzen und im Bereich der Testung dichte, lichtundurchlässige Kleidung tragen. Nach 24 Stunden werden die Testpflaster entfernt und die Testreaktionen in üblicher Weise abgelesen und dokumentiert:

- + = Erythem
- ++ = Infiltration
- +++ = Papulovesikel
- ++++ = bullöse Reaktion
- ? = fragliches Erythem
- 0 = negativ

Anschließend wird nur eine Rückenhälfte UV-A bestrahlt. Die Umgebung des Testareals und insbesondere die unbelichtete Kontrollseite werden hierbei durch mehrere Lagen Baumwollaken gut abgedeckt. Bei lichtdichten Testpflastern (Finn-Chambers) entfernt man die Testpflaster der unbelichteten Seite auch evtl. erst nach UV-Bestrahlung der kontralateralen Seite. Die UV-A-Provokation erfolgt in der Regel mit einmalig 10 J/cm^2. Manche Autoren bevorzugen auch 5 J/cm^2. In jedem Falle sollte die Provokationsdosis unterhalb der in der UV-A-Erythemschwellendosis bestimmten MED bleiben, da sonst das ganze belichtete Testareal erythematös wird, und positive Einzeltests nicht detektiert werden können. Am besten wird dieselbe Bestrahlungsquelle verwendet wie bei der Erythemschwellenbestimmung für UV-A. Auch bei einer massiven Senkung der MED für UV-B kann es bei Bestrahlung mit 10 J/cm^2 bei manchen UV-A-Strahlern zu einem flächigen Erythem im ganzen Testareal kommen, da diese geringe Restmengen UV-B bzw. einen höheren Anteil kurzwelligen UV-A2 abgeben. In solchen Fällen empfiehlt sich grundsätzlich die Verwendung eines UV-A1-Strahlers. Die Testreaktionen sind auf beiden Seiten für weitere 3 Tage täglich abzulesen und zu dokumentieren, also nach 48, 72 und 96 Stunden (Abb. 1.12).

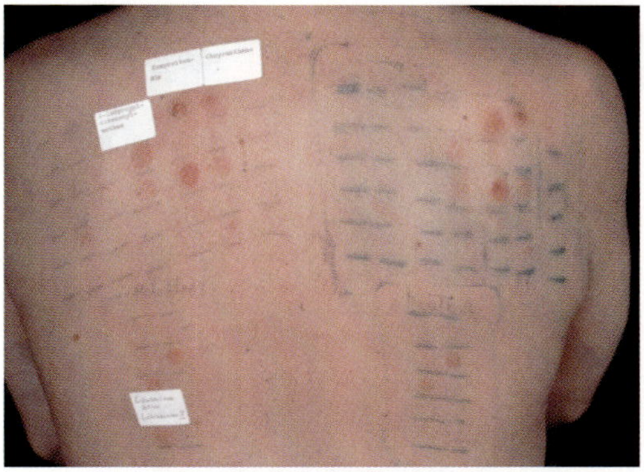

Abb. 1.12: Belichteter Epikutantest (Photopatchtest): Parallele Aufbringung der Testpflaster, nach 24 Stunden suberythematogene UV-A-Bestrahlung nur einer Rückenhälfte (hier: links) und Ablesung nach weiteren 24, 48 und 72 Stunden mit semiquantitativem Vergleich der korrespondierenden bestrahlten und unbestrahlten Testfelder.

Als eindeutig allergisch eingestuft werden solche positiven Reaktionen gewertet, die über den gesamten Ablesezeitraum eine eher zunehmende Tendenz haben (Crescendo-Reaktion) und im Randbereich eher unscharf begrenzt über das eigentliche Testpflasterareal hinausreichen. Als eher toxische Tests werden solche bewertet, die nach starker Reaktion am Anfang eher abnehmende Tendenz zeigen (Decrescendo-Reaktion) und eher scharf begrenzt bleiben (Abb. 1.13a+b).

Die Abgrenzung beider Reaktionsmuster ist beim Photopatchtest häufig schwieriger als beim normalen Epikutantest. Es treten häufiger Mischformen auf, weil viele Substanzen sowohl phototoxische als auch photoallergische Potenz besitzen, und die immunologische Typ-IV-Reaktion möglicherweise unter dem Einfluß der UV-Strahlung modifiziert verläuft. Die Auswertung des Photopatchtests erfordert daher besonders viel Erfahrung.

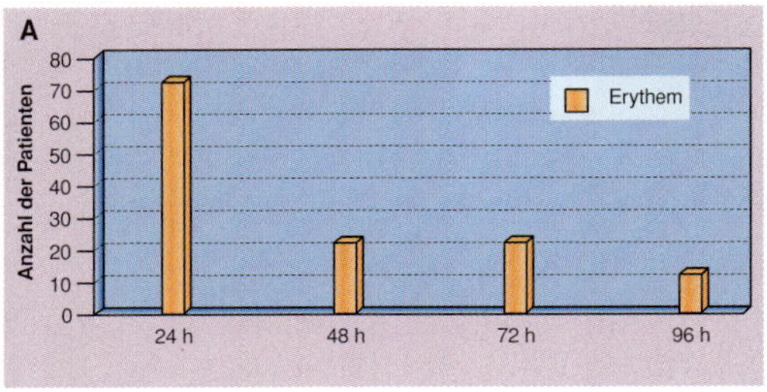

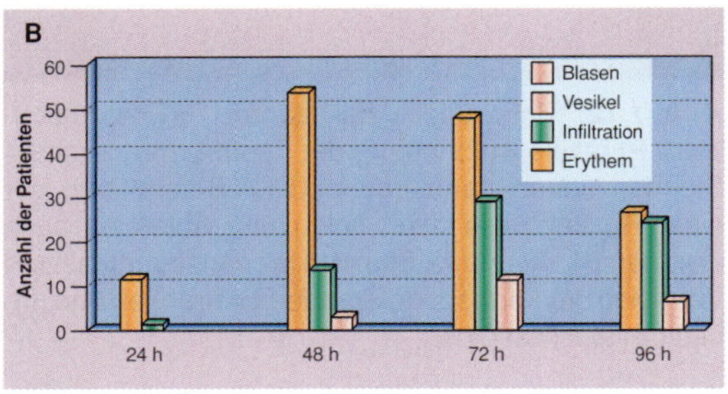

Abb. 1.13a+b: Photopatchtest: Beispiele des zeitlichen und qualitativen Verlaufs der belichteten Testreaktionen für eine typisch phototoxisch (A) und eine typisch photoallergisch wirksame (B) Substanz. Die Grafiken summieren die Testergebnisse positiv getesteter Reaktionen an einem größeren Kollektiv. Die unbelichteten Kontrollen waren jeweils negativ. Decrescendo-Reaktion durch Hydrochlorothiazid (A), Crescendoreaktion mit Aufbau eines Infiltrates mit Papulovesikeln durch 5-Brom-4´-chlorsalicylanilid (= Fenticlor) (B). Ergebnisse der AG Photopatchtest der DDG.

1.2.6. Labordiagnostik

Laboruntersuchungen sind erforderlich, wenn bei einer lichtprovozierten Dermatose differentialdiagnostisch eine Porphyrie oder ein Lupus erythematodes ein- oder ausgeschlossen werden muß.

Serologisch sollten bei Verdacht auf LE die Bestimmungen von ANA, Antikörper gegen Doppelstrang-DNS und Antikörper gegen Ro (SSA-), bzw. La (SSB-) erfolgen. Während beim diskoiden LE diese Antikörper negativ oder allenfalls schwach positiv sind (ANA), findet man beim subakut-kutanen LE vor allen Dingen neben positiven antinukleären Faktoren Ro-Antikörper, beim SLE pathognomonische DNS-Antikörper. Bei Verdacht auf Arzneimittel-induzierte LE-artige Erkrankung sollten zusätzlich Histon-Antikörper bestimmt werden. Ferner sollten bei Verdacht auf SLE Blutbilduntersuchungen (Leukopenie, Thrombopenie) sowie ein Urinstatus erfolgen (Urinsediment, Proteinbestimmung).

Die Bestimmung von Porphyrinen kann sowohl serologisch als auch in Faeces und Urin erfolgen. Diese kann rein quantitativ durchgeführt werden, in dem die hauptsächlichen Metaboliten der Hämsynthese gemessen werden (☞Kapitel Porphyrien), da die bei den verschiedenen Porphyrieerkrankungen vorliegenden Enzymdefekte zum Ansteigen der nicht metabolisierten Verbindungen führen. Orientierend können der Urin aber auch die Erythrozyten einer Beleuchtung mit einer 400 nm aussendenden Lichtquelle ausgesetzt werden: Hierunter kommt es zu einer Rotfluoreszenz, die qualitativ das Vorliegen einer Porphyrie anzeigt (☞ Abb. 7.3).

1.3. Therapeutische Verfahren

1.3.1. Symptomatische Therapie

1.3.1.1. Topische Kortikosteroide

Topische Kortikosteroide werden nach ihrer Wirkstärke in die Klassen I (schwach) bis IV (sehr stark) eingeteilt (Tab. 1.4).

Die Wirkstoffe unterschiedlicher Stärke sind in verschiedenen Galeniken u.a. als Salbe (Wasser in Öl), Creme (Öl in Wasser), Schüttelmixturen (Fest in Wasser) oder Emulsionen (Fest in Wasser/Öl) verfügbar. Hochakute Hautentzündungen (z.B Dermatitis solaris) werden mit starken Kortikosteroiden in vorwiegend flüssiger Grundlage, d.h. Emulsion (z.B. Ultralan®- bzw. Advantan®-Milch) oder Schüttelmixtur (z.B. Volon-A®-Schüttelmixtur) behandelt. Auch die akute Polymorphe Lichtdermatose oder akute phototoxische oder photoallergische Dermatitiden können entsprechend lokal therapiert werden, wobei aber auch Cremes zur Anwendung kommen können. Chronische Hautentzündungen wie die Chronische aktinische Dermatitis werden mit sehr starken oder starken Kortikosteroiden vorzugsweise in Salbengrundlage therapiert (z.B. Nerisona®-Salbe). Ähnliches gilt auch für den diskoiden Lupus erythematodes. Letzterer kann auch mit einem steroidhaltigen Pflaster (Sermaka®-Folie) therapiert werden. Die langfristige Anwendung von Kortikosteroiden insbesondere im Gesichts-, Hals- und Dekolletébereich ist jedoch zu vermeiden, um das

Handelsname z.B.	Wirkstoff	Galeniken	Konzentration
Klasse IV: Sehr stark Wirksame			
Dermoxin	Clobetasol-17-propionat	C,L,S	0,05
Klasse III: Stark Wirksame			
Amciderm	Amcinoid	C,FS,Lo,S	0,1
Diprosone	Betamethason-17,21-dipropionat	C,G,L,S	0,05
Betnesol	Betamethason-17-valerat	C,L,Lo,S	0,1
Topisolon	Desoxymethason	Fs,Lo,S	0,25
Florone	Diflorason-17,21-diacetat	C,L,S	0,05
Nerisona	Diflucortolon-21-valerat	C,FS,S	0,10
Topsym	Flucinonid	C,L,S	0,05
Ultralan	Flucortolon-21-hexanoat	C,FS,Lo,S,Sp	0,05
Flutivate	Fluticason-17-propionat	S	0,005
Halog	Halcionid	FS,S	0,1
Sicorten	Halomethason	C,S	0,05
Advantan	Methylprednisolonaceponat*	C,FS,L,Lo,S	0,1
Ecural	Mometasonfuroat	C,FC,L,S	0,1
Klasse II: Schwächer Wirksame			
Delonal	Aclometason-17,21-dipropionat	C,S	0,05
Euvaderm	Betamethason-17-benzoat	C	0,025
Emovate	Clobetasonbutyrat	C	0,05
Kaban	Clocortolon-21-pivalat/hexanonat	C,S	0,2
Sterax	Desonid	C	0,1
Cortidexason	Dexamethason	S,FS	0,1
Jellin	Fluocinolonacetonid	C,G,Lo,S	0,025
Sermaka	Fludroxycortid	Folie	4 $\mu g/cm^2$
Locacorten	Flumetason-21-pivalat	C,Lo,S	0,02
Decoderm	Flupredniden-21-acetat	C,S,P	0,1
Retef	Hydrocortisonaceponat	C,S	0,1
Pandel	Hydrocortisonbuteprat	C,CreSa,S	0,1
Alfason	Hydrocortison-17-butyrat	C,CreLo,CreSa,L,S	0,1
Dermatop	Prednicarbat	C,FS,L,S	0,25
Volon A	Triamcinolonacetonid	C,Lo,S,SM	0,1
Klasse I: Schwach Wirksame			
Vaspit	Fluocortinbutyl	C,FS,S	0,75
Remederm HC	Hydrocortison	C	1,0
Scherson	Hydrocortisonacetat	S	1,0
Prednisolon LAW	Prednisolon	C,S	0,25

Tab. 1.4: Auswahl auf dem Markt befindlicher topischer Kortikosteroide. Zubereitungen: C = Creme, CreLo = Cremelotio, CreSa = Cremesalbe, FC = Fettcreme, FS = Fettsalbe, G = Gel, L = Lösung, Lo = Lotio/Milch, P = Paste, S = Salbe, SM = Schüttelmixtur, Sp = Spray. Konzentrationsangaben in mg % (mg pro Dezigramm).
* Von einigen Autoren auch als Klasse II angegeben.

Entstehen von Steroidnebenwirkungen wie Atrophie oder steroidinduzierter Rosazea (periorale Dermatitis) zu verhindern. Im allgemeinen reicht die zweimalige topische Therapie aus. Die Therapie akuter Symptome wird bis zu deren Abklingen, meist maximal über etwa 10 Tage durchgeführt. Bei chronischen Hautveränderungen gelingt es in der Regel, Kortikosteroide in absteigender Wirkstärke ("Drei-Stufen-Therapie") nacheinander anwenden zu können.

1.3.1.2. Topische Antihistaminika und Antipruriginosa

Der Stellenwert topischer Antihistaminika wird bei der Therapie von Lichtdermatosen häufig überschätzt. Ihre Penetration aus Gelen (Strukturgerüst in flüssiger Phase) oder Cremes durch die intakte Hautbarriere ist schlecht. Allenfalls die Anwendung des topisch wirksamen Lokalanästhetikums und Antipruriginosums Polidocanol als Creme (Optiderm®) oder in Badelösung (Balneum Hermal plus®) kommt zur Juckreizlinderung in Betracht.

1.3.1.3. Topische Gerbstoffdrogen

Die austrocknende Wirkung von synthetischen Gerbstoffen (z.B. Tannosynt®, Tannolact®) kann in Umschlag-, Gel-, Lotio- oder Cremeform zur Behandlung hochakuter Sonnenbrände oder akuter phototoxischer bzw. photoallergischer Dermatitiden als unterstützende Therapie genutzt werden. Eine anschließende erneute Belichtung nach Anwendung sollte jedoch gemieden werden. Dies gilt auch für andere Phytotherapeutika, die selbst photosensibilisierende Eigenschaften aufweisen können.

1.3.1.4. Unspezifische topische Therapeutika

Zur Unterstützung der pharmakologisch spezifischen Therapie können wirkstofffreie Basistherapeutika zur Anwendung kommen. Beispielsweise werden kühlend empfundene Emulsionen, Schüttelmixturen und Cremes als angenehm bei Dermatitis solaris, akuter Polymorpher Lichtdermatose oder akuten phototoxischen oder photoallergischen Dermatitiden empfunden. Alkoholhaltige Gele und Lösungen sowie Puder sollten bei hochakuten, nässenden Hautveränderungen dagegen vermieden werden, da sie brennende Mißempfindungen auslösen bzw. zur Ausbildung okkludierender Krusten führen können. Chronische Ekzemveränderungen wie bei Chronisch aktinischer Dermatitis bedürfen einer zusätzlichen Pflege mit Cremes oder Salben. Diese können auch harnstoffhaltig zur Erhöhung des Wassergehaltes der Haut rezeptiert werden.

1.3.1.5. Systemische Antihistaminika

Diese stellen neben den topischen Kortikosteroiden eine wesentliche therapeutische Maßnahme bei stark juckenden Lichtdermatosen, wie der Polymorphen Lichtdermatose und der Lichturtikaria dar, können aber auch bei Sonnenbränden, Photokontaktekzemen und Chronisch aktinischer Dermatitis eingesetzt werden. Im Falle der Lichturtikaria greifen sie auch direkt in das pathogenetische Geschehen ein und haben im Einzelfall auch eine prophylaktische Wirkung; in der Notfallsituation sind sie i.v. (z.B. Clemastin, 1 Amp. Tavegil®) zu geben. Bei den Antihistaminika sind stärker sedierende der 1. Generation von schwächer bzw. nichtsedierenden der 2. Generation zu unterscheiden (Tab. 1.5).

Zumindest tagsüber wird man einem Präparat der 2. Generation den Vorzug geben. Antihistaminika besitzen jedoch eine phototoxische bzw. photosensibilisierende Potenz. Dies gilt insbesondere für zentral sedierende, neuroleptikaartig wirksame Antihistaminika (Promethazin, z.B. Atosil®, Alimemazin, Repeltin®, Hydroxyzin, z.B. Atarax®). Weitere Insolation bzw. eine UV-Therapie unter einer solchen Medikation sollten in der Regel unterbleiben. Terfenadin (z.B. Teldane®) besitzt wohl ein kardiotoxisches Potential und sollte nur bei strenger Indikationsstellung und nach Ausschluß einer Herzerkrankung eingesetzt werden. Auch dürfen systemische Antimykotika vom Azol-Typ und Makrolidantibiotika nicht gleichzeitig mit Terfenadin, Fexofenadin (Telfast®) und Mizolastin (z.B. Mizollen®) gegeben werden.

Handelsname z.B.	Wirkstoff	Einzel/Tagesdosis (Erwachsene)
1a. Stark sedierende (neuroleptisch wirksame)		
Repeltin (forte)	Alimemazin	3 x 5-25 mg
Atarax	Hydroxyzin	2 x 25 mg
Atosil	Promethazin	2 x 25 mg
1b. Sedierende		
Soventol	Bamipin	2 x 50 mg
Dimegan	Brompheniramin	2 x 12 mg
Polaronil	Dexchlorpheniramin	3 x 2 mg
Tavegil	Clemastin	3 x 2 mg
Peritol	Cyproheptadin	3 x 4 mg
Fenistil	Dimetinden	3 x 1 mg
Mereprine	Doxylamin	2 x 12 mg
Metaplexan	Mequitazin	2 x 5 mg
Tinset	Oxatomid	2 x 30 mg
Avil retard	Pheniramin	1 x 75 mg
2. Schwach sedierende bzw. nichtsedierende		
Alerid	Cetirizin	1 x 10 mg
Telfast	Fexofenadin	1 x 180 mg
Lisino	Loratadin	1 x 10 mg
Mizollen	Mizolastin	1 x 10 mg
Teldane	Terfenadin	2 x 60 mg

Tab. 1.5: Auswahl auf dem Markt befindlicher systemischer Antihistaminika der ersten und zweiten Generation.

1.3.1.6. Systemische nichtsteroidale Antiphlogistika

Diese werden hochdosiert zur Notfalltherapie der schweren febrilen Dermatitis solaris eingesetzt und können auch prophylaktisch bzw. therapeutisch bei akzidenteller z.B. iatrogener Überdosierung künstlicher UV-Strahlung oder PUVA-Fehldosierung gegeben werden. Zu erwähnen sind insbesondere Acetylsalicylsäure und Indometacin. Ein möglichst frühzeitiger Therapiebeginn ist anzustreben. Da durch die UV-Wirkung in der Haut Membranphospholipide oxidiert werden und in der Folge enzymatisch proinflammatorisch wirksame Prostaglandine entstehen, sind diese Hemmstoffe des Arachnoidonsäurestoffwechsels wirksam. Eine Kombination mit topischen und/oder systemischen Kortikosteroiden ist in der Regel erforderlich, wobei auf additive Nebenwirkungen (Magenbelastung) zu achten ist. Da einige nichtsteroidale Antiphlogistika selbst photosensibilisierende Potenz besitzen, ist eine weitere Belichtung natürlich zu vermeiden.

1.3.1.7. Systemische Kortikosteroide

Bei der schweren Dermatitis solaris oder iatrogenen photo(toxischen) Dermatitis (UV-B- oder PUVA-Fehldosierung) sollten Kortikosteroide kurzzeitig hochdosiert gegeben werden (z.B. 250 mg Prednisolonäquivalent i.v., anschließend oral ca. 1 mg/kg Körpergewicht täglich über drei bis vier Tage). Eine schwere Polymorphe Lichtdermatose, eine generalisierte phototoxische oder photoallergische Dermatitis kann mit der o.a. oralen Dosis für fünf Tage therapiert werden. Beim kutanen Lupus erythematodes kann in der Regel auf systemische Kortikosteroide verzichtet werden, bei viszeralem Befall ist dieser für die Steroiddosierung maßgebend.

1.3.2. Phototherapie

Paradoxerweise können eine Reihe von Lichtdermatosen mit UV-Therapie gut behandelt werden. Die genauen Wirkmechanismen sind im Einzelfall nicht bekannt, jedoch spielen offensichtlich neben der Induktion der hauteigenen UV-Abwehrmechanismen (Sofort- und Spätpigmentierung, Lichtschwiele) spezifische immunologische Mechanismen (Induktion spezifischer Allergentoleranz, ständige Mediatorfreisetzung in klinisch nicht wirksamen Dosen) eine wesentliche Rolle. Induktions- und Inhibitionsspektren (UV-A, UV-B, sichtbares Licht) können, müssen aber nicht identisch sein.

In der Regel wird man aber die UV-Therapie der Lichtdermatosen insbesondere in der Anfangsphase wesentlich niedriger dosieren und vorsichtiger die Dosis steigern als bei anderen entzündlichen Hauterkrankungen (wie z.B. bei Psoriasis).

1.3.2.1. UV-B

Die UV-B-Therapie wird zur Behandlung einer Vielzahl entzündlicher Hautkrankheiten eingesetzt. Zur Therapie der Psoriasis kommen zunehmend Schmalspektrum-UV-B-Strahler (311 nm) zur Anwendung, da hier das Maximum der antipsoriatischen Wirksamkeit liegt. Dadurch reichen in der Regel niedrigere Einzel- und Kumulativdosen verglichen mit Breitspektrum-UV-B-Strahlern zur Erreichung eines vergleichbaren Heilerfolges aus. Bei anderen entzündlichen Hauterkrankungen ist dieser Vorteil nicht gegeben. Neben der möglichen akuten Nebenwirkung einer iatrogenen Dermatitis solaris bei Überdosierung, erhöht längerfristige oder langjährig wiederholte UV-B-Bestrahlung auch das Hautkrebsrisiko (Basaliom, Spinaliom), ohne daß hierfür eine Schwellendosis bzw. Risikoschwellendosis (wie bei PUVA) angegeben werden kann. Die Eingangsdosis kann entsprechend dem Hauttyp nach Fitzpatrick festgelegt werden. Im Einzelfall kann es aber auch sinnvoll sein, vor Behandlungsbeginn eine MED-Schwellenbestimmung mit dem therapeutisch eingesetzten UV-B-Strahler durchzuführen, und mit der höchsten getesteten, nicht erythemwirksamen Dosis die Therapie zu beginnen. Da die Sonnenbrandreaktion ihr Maximum nach 24 Stunden erreicht, kann die UV-B-Dosis täglich gesteigert werden. Die Dosiserhöhung sollte maximal 30 % der zuletzt vertragenen Dosis betragen. Eine zu vorsichtige Dosierung bzw. Dosissteigerung gefährdet den Therapieerfolg und führt nur zum Aufbau einer Lichtschwiele bzw. deutlicher Pigmentierung, so daß die Haut möglicherweise für weitere UV-Therapie unempfindlich wird.

Die UV-B-Therapie wird als sogenanntes prophylaktisch wirksames Photo-Hardening bei der Polymorphen Lichtdermatose und bei der Lichturtikaria eingesetzt. Wir bevorzugen für diese Indikationen Fluoreszenzstrahler mit breitem Spektrum (mit geringem UV-A-Anteil), aber auch eine Therapie mit 311nm-Strahlern ist möglich. Ausreichende Vergleichsstudien hierüber fehlen bisher.

Bei der Polymorphen Lichtdermatose wird sechs bis vier Wochen vor dem erwarteten Auftreten der Symptome (Frühjahrsbeginn oder Urlaubstermin) mit ca. 0,010 J/cm^2 begonnen, und die Dosis werktäglich um maximal 0,005 - 0,010 J/cm^2 gesteigert. Der Behandlungszeitraum sollte möglichst mindestens drei aufeinander folgende Jahre umfassen.

Bei der Lichturtikaria wird man noch vorsichtiger (mit ca. 0,002 J/cm^2) beginnen, sekundenweise (d.h. ca. mit 0,002 J/cm^2) steigern und auch an den Wochenendtagen behandeln; eine mehrmalige Bestrahlung pro Tag ist möglich. Die erforderliche Behandlungsdauer ist hier erheblich länger und wird viele Monate betragen müssen. Zumindest die ersten Bestrahlungen bei Lichturtikaria sind unter liegendem i.v. Zugang und in Notfallbereitschaft durchzuführen; der Patient ist stets mindestens 40 Minuten nachzubeobachten.

Sollten bei einer Hardeningtherapie mit UV-B trotz vorsichtiger Dosissteigerung die Symptome (meist mild) auftreten, die es eigentlich prophylaktisch zu verhindern gilt, muß ggf. nach symptomatischer Therapie die Dosis auf die letzt vertragene zurückgenommen werden und die kritische "Schwellendosis" durch noch vorsichtigere Dosissteigerung erneut angegangen werden. Natürlich muß der Patient vor Beginn der Therapie auf die Möglichkeit der unbeabsichtigten Symptomprovokation ausdrücklich hingewiesen werden. Fixe Enddosen brauchen nicht angestrebt werden. Am Ende bzw. während der Therapie kann erneut eine Provokationstestung vorgenommen werden, um den erreichten Protektionseffekt einschätzen zu können. Entscheidend für die Beurteilung des Therapieeffektes ist aber der "Feldversuch" im täglichen Leben des Patienten, wobei Symptomfreiheit das Ziel ist. Meist ist eine solche nur in Kombination mit anderen prophylaktischen Maßnahmen (Photoprotektion, systemische Antihistaminika) zu erreichen.

1.3.2.2. UV-A1

Die mittel- und hochdosierte UV-A1-Therapie wird zur Behandlung des schweren atopischen Ekzems eingesetzt. Da die Erythemwirksamkeit gering ist, vertragen ca. 1/3 aller Patienten Anfangsdosen über 90 J/cm^2 und mehr als die Hälfte Anfangsdosen über 50 J/cm^2 reaktionslos. Ob das nach 24 Stunden vorhandene Erythem einer klassischen Dermatitis solaris (histologisch mit "sunburn-cells") entspricht, also als pathologisch anzusehen ist, oder eine Besonderheit darstellt, ist noch nicht abschließend geklärt. Es empfiehlt sich vor Therapiebeginn eine MED-Schwellenbestimmung mit dem therapeutisch eingesetzten UV-A1-Strahler (Abb. 1.14).

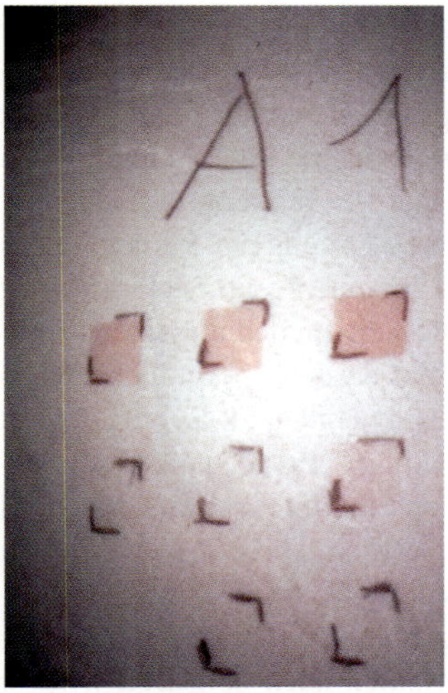

Abb. 1.14: UV-A1-Erythem 24 Stunden nach MED-Testung: Schwelle bei 50 J/cm².

Wir empfehlen, mit der höchsten getesteten, nicht nach 24 Stunden erythemwirksamen Dosis die Therapie zu beginnen und bei Verträglichkeit ohne weitere Dosissteigerung für 15 Behandlungen fortzusetzen. Andere Arbeitsgruppen steigern dagegen die Dosis im weiteren Therapieverlauf je nach Verträglichkeit. Da es einige Patienten (unter 5 %) mit durch UV-A1 provozierbarem Atopischem Ekzem gibt, empfehlen wir noch eine Ablesung der Testfelder nach 72 Stunden vor Beginn der Therapiephase. Tritt eine Ekzemreaktion in den Testfeldern auf, sollte von dieser Therapieform Abstand genommen werden. Gelegentlich tritt auch, zumeist nach etwa 2-5 Behandlungen, eine Polymorphe Lichtdermatose auf. Möglicherweise muß die Therapie aber nicht in jedem Falle abgebrochen werden, da es nach symptomatischer topischer Therapie im weiteren Verlauf der UV-A1-Behandlung zur Toleranzentwicklung kommen kann. Dies sollte, ebenso wie die Therapieeinleitung bei Patienten mit entsprechender Voranamnese, nur nach gründlicher Aufklärung und mit dem Einverständnis des Patienten erfolgen. Mögliche Langzeitnebenwirkungen der mittel- und insbesondere der hochdosierten UV-A1-Therapie können heute noch nicht abgeschätzt werden, da diese Therapieform erst seit einigen Jahren existiert. Die Förderung der Hautalterung und der Tumorentstehung (auch melanozytärer Tumoren) kann aufgrund experimenteller Daten gegenwärtig nicht ausgeschlossen werden. Daher sollte aus Sicherheitsgründen die hochdosierte UV-A1-Therapie nicht bei Patienten unter 18, die mitteldosierte UV-A1-Therapie möglichst nicht unter 6 Jahren zur Anwendung kommen. Die Anzahl der hoch- und mitteldosierten UV-A1-Bestrahlungen sollte zumindest bei Patienten mit Atopischem Ekzem nicht über 30 pro Jahr liegen.

Es gibt tierexperimentelle Studien und klinische Einzelberichte, daß Patienten mit meist subakutem Lupus erythematodes von einer niedrigdosierten, länger durchgeführten UV-A1-Therapie klinisch profitierten. Die Anwendung von UV-A1 bei Lichturtikaria sei bei Therapieversuchen dagegen nicht erfolgreich gewesen.

1.3.3. Photochemotherapie

Das Prinzip der Photochemotherapie besteht in der Kombination eines phototoxisch wirkenden Photosensibilisators (8-Methoxypsoralen, 5-Methoxypsoralen, Trioxalen) mit einer UV-A-Therapie (PUVA-Therapie). Diese natürlich in Pflanzen, wie beispielsweise der Herkulesstaude oder dem Riesenbärenklau vorkommenden Furocumarine, die auch in der Pathogenese phototoxischer Hautreaktionen eine wichtige Rolle spielen, werden zu Therapiezwecken künstlich synthetisiert. In Deutschland wird in der Regel der hier als Arzneimittel zugelassene Photosensibilisator 8-Methoxypsoralen verwendet. Der Photosensibilisator kann systemisch (oral) oder topisch (Bad, Creme, Lösung) appliziert werden. Eine weitere Variante stellt die extrakorporale Photochemotherapie dar, bei der nur die weißen Blutkörperchen extrakorporal UV-A belichtet und dann reinfundiert werden. Der Photosensibilisator (8-Methoxypsoralen) wird hierbei vorher ebenfalls oral gegeben.

1.3.3.1. Orale PUVA-Therapie

Bei der oralen PUVA-Therapie wird der Photosensibilisator 8-Methoxypsoralen (Meladinine®-Tabletten) nach Körpergewicht dosiert gegeben. Möglichst genau 2 Stunden nach Einnahme der Tabletten wird die UV-A-Phototherapie durchgeführt. Noch weitere 6 Stunden sind wirksame Spiegel des Photosensibilisators im Körper vorhanden. In dieser Zeit sind zusätzliche akzidentelle UV-Expositionen durch Sonnenlicht strikt zu meiden, wobei bedacht werden sollte, daß gerade UV-A Fensterglas gut durchdringt. Auch muß während der 8 Stunden nach Einnahme der Tabletten bei Aufenthalt im Freien (bei Sonnenwetter auch in der Nähe des Fensters) eine UV-A-dichte Spezialschutzbrille mit "Scheuklappen" (Marken z.B. Zeiss: Clarlett UV 400; Essidor: Kunststoff UV X; Rodenstock: Kunststoff L 400, ggf. mit Korrektion nach Visus) getragen werden, um Augenschäden, beispielsweise einen Katarakt, zu vermeiden. Etwa 30 % der Patienten haben als Nebenwirkung der Tabletten eine starke Nausea, die gelegentlich trotz Einnahme mit Milch oder Gabe eines Antiemetikums (Metoclopramid oder Serotonin-Antagonisten) zum Therapieabbruch zwingt. Patienten mit Leberstoffwechselstörungen (Gefahr der Akkumulation des Photosensibilisators), Schwangere und Kinder sind von der Therapie auszuschließen. Mögliche Spätnebenwirkungen insbesondere bei langjähriger Anwendung (kumulative Dosen > 2000 J/cm^2) der PUVA-Therapie sind Poikilodermie (PUVA-Lentigines), aktinische Elastose, Präkanzerosen (aktinische Keratosen) und Erhöhung des Hautkrebsrisikos (Spinaliom). Als besonders gefährdet gilt die Genitalregion, die nach Möglichkeit während der UV-Bestrahlung abgedeckt werden sollte. Die mögliche Förderung interner Malignomentstehung ist umstritten. Vor Therapiebeginn sollte eine Bestimmung der minimalen phototoxischen Dosis (MPD) analog der oben zur Bestimmung der MED beschriebenen Weise (mit Dosen von 0,1, 0,2, 0,5, 1,0, 1,5, 2,5 und 3,0 J/cm^2 UV-A) zwei Stunden nach vorheriger Einnahme des Photosensibilisators am Gesäß erfolgen. Da die phototoxische Reaktion auf diese Substanzen erst nach 72 Stunden erreicht wird, hat die Ablesung der MPD entsprechend nach 72 anstatt nach 24 Stunden zu erfolgen. Die initiale UV-A-Therapiedosis sollte etwa 2 Stufen unter der tatsächlich ermittelten MPD liegen, kann je nach Indikation bei Lichtdermatosen aber ggf. noch viel niedriger sein. Die Dosis ist frühestens alle 72 Stunden zu steigern. Die orale PUVA-Therapie wird zur prophylaktischen Therapie der Polymorphen Lichtdermatose und der Lichturtikaria sowie zur möglichst kurativen Therapie der Chronisch aktinischen Dermatitis eingesetzt (vergleiche Abschnitte 2.6.5., 3.5. und 6.5.)

1.3.3.2. Topische PUVA-Therapie

In den letzten Jahren hat die topische Photochemotherapie insbesondere in Form der Bade-PUVA-Therapie erheblich an Bedeutung gewonnen. Hierbei nimmt der Patient ein 20-minütiges Bad in 35-37 °C warmen Wasser, das 0,5 bis 1,0 mg/l 8-Methoxypsoralen enthält. Bei Anwendung der sogenannten Folienmethode können beispielsweise 0,83 ml einer 0,3 % alkoholischen Stammlösung (Meladinine®-Lösung) in 5 Liter Leitungswasser gelöst und auf eine geeignete Plastikfolie gegeben werden, die sich um den Patienten schmiegt, während er in das darunter befindliche Wasservollbad (ca. 195 Liter) eintaucht. Bei der Anwendung als Vollumspülung kann auch die Menge von 33,3 ml der gleichen Stammlösung in 200 Liter Badewasser gelöst werden. Dies ist jedoch unökonomisch und belastet unnötig die Umwelt (wenn auch nur kurzzeitig) unnötig. Möglichst binnen 10 bis maximal 20 Minuten nach dem Bad wird die UV-A-Phototherapie durchgeführt. Die wichtigsten Vorteile dieser Behandlungsmethode liegen in der fehlenden systemischen Belastung mit dem Photosensibilisator, womit Probleme mit der häufigen Nausea, der Phototoxizität für das Auge (vor allem Kataraktbildung), der möglichen Akkumulation des Photosensibilisators z.B. bei Leberfunktionsstörung fortfallen. Auch die Zeit der erhöhten Photosensibilisierung reduziert sich gegenüber der systemischen Gabe um etwa 80 %, so daß das Risiko einer zusätzlichen akzidentellen UV-Belastung durch die Sonne deutlich verringert wird. Ein Nachteil ist der erhöhte logistische Aufwand durch das Vollbad. Schwangere sollten zur Sicherheit nicht, Kinder nur in besonderen Ausnahmefällen mangels therapeutischer Alternativen behandelt werden. Auch bei der Bade-PUVA-Therapie ist vor Therapiebeginn eine Bestimmung der MPD 10-20 Minuten nach Methoxypsoralen-Bad mit Schlußablesung nach 72 Stunden am Gesäß durchzuführen. Wir würden in der Therapie gleichfalls frühestens nach 72 Stunden die UV-A-Dosis steigern. Systematische oder publizierte Erfahrungen über die Behandlung von Lichtdermatosen liegen noch nicht vor, jedoch dürfte sich die Bade-PUVA-Therapie, ebenso wie bei den entzündlichen Hauterkrankungen, der systemischen Therapie nicht als unterlegen erweisen. Die Anwendung der sogenannten Creme-PUVA-Therapie, die gut für umschriebene Hauterkrankungen, wie beispielsweise palmoplantare Psoriasis oder Ekzeme, geeignet ist, dürfte zur Anwendung bei Lichtdermatosen eher nicht in Betracht kommen. Die gleichfalls für umschriebene Herde verwendete

Pinselung mit der konzentrierten Lösung spielt heute kaum noch eine Rolle, da die Anwendung schwierig und nebenwirkungsbelastet ist.

1.3.3.3. Extrakorporale Photophorese

Zur Behandlung von Lichtdermatosen mit extrakorporaler Photophorese liegen wenig Daten vor. Der Einsatz bei Chronisch aktinischer Dermatitis und möglichen Übergängen in ein kutanes T-Zell-Lymphom ("aktinisches Retikuloid") könnte im Einzelfall experimentell durchaus in Betracht gezogen werden, da diese Therapie bei Transplantationspatienten zu einer spezifischen Immuntoleranz beiträgt und ein persistierendes Photoallergen bei diesen Patienten vermutet wird. Auch klassische T-Zell-Lymphome sprechen auf diese Therapieform an.

1.3.4. Systemische Immuntherapie

Neben der systemischen Gabe von Kortikosteroiden werden auch andere Immunsuppressiva zur Behandlung von Lichtdermatosen eingesetzt. Hier sind Azathioprin (Imurek®) und Cyclosporin A (Sandimmun®) zu nennen, die in der Behandlung der Chronisch aktinischen Dermatitis gegeben werden. Auch die Hydroa vacciniformia und die Lichturtikaria sind im Einzelfall mögliche Indikationen. Azathioprin wird auch zur Prophylaxe der schweren, anders nicht gut zu beherrschenden Polymorphen Lichtdermatose eingesetzt. Häufig wird Azathioprin auch in Kombination mit systemischen Kortikosteroiden verwendet, um die nötige Steroiddosis möglichst unterhalb der Cushing-Schwelle zu halten. Eine Plasmapheresetherapie kann bei der Lichturtikaria eingesetzt werden, um die (unbekannte) pathogenetisch wirksame IgE-Spezies zu depletieren. Als möglicherweise immunmodulatorisch wirksame Therapie kann die Gabe von E.coli-Filtraten (Colibiogen® bzw. Synerga®) bei der Polymorphen Lichtdermatose versucht werden (1-3 x 10 mg täglich p.o). Interferon-alpha (3 Mio IE 3 x wöchentlich) wurde bei der Chronisch aktinischen Dermatitis in einem Einzelfall erfolgreich eingesetzt.

1.4. Lichtschutzmittel

Neben den pharmazeutischen bzw. kosmetischen Lichtschutzmitteln ist bei Patienten mit Lichtdermatosen auch auf den UV-Schutz durch Kleidung und ggf. Glas zu achten. Dünne, breitmaschig gewebte Stoffe werden insbesondere von UV-A in größeren Anteilen durchdrungen. Auch das Naßwerden von Textilien erhöht die UV-A-Durchlässigkeit auf bis zu 30 %. Im Einzelfall kann auch auf Kleidung zurückgegriffen werden, die mit einem UV-Schutzfaktor (im Bereich von 20 bis +40) gekennzeichnet ist. Dieser Faktor wird über den gesamten UV-Bereich durch Transmissionsmessung bestimmt. Die UV-(A)-Durchlässigkeit dieser Stoffe beträgt unter 5 % bzw. 2,5 %. Bei Patienten mit extremer UV-A-Empfindlichkeit (Chronisch aktinische Dermatitis, Lichturtikaria) kann es auch erforderlich sein, Wohnungs- oder Fahrzeugfenster aus UV-A-absorbierendem Spezialglas (Fa. Flachglas AG, Gelsenkirchen) zu installieren oder entsprechende Aufklebfolien bzw. Rollos zu verwenden (Fa. Bruxsafol, Elfershausen). Bei Fahrzeugen ist allerdings eine Mindest-Transmission von 75 % im Bereich des sichtbaren Lichtes sowie TÜV-Abnahme zu empfehlen.

1.4.1. Externe Lichtschutzmittel

Extern wirksame Lichtschutzmittel werden in einer Reihe galenischer Zubereitungen angeboten. Hierzu zählen Öle, Salben, Cremes, Emulsionen und Lotionen, Gele, Pasten und Wachsstifte. Am häufigsten werden Cremes und Emulsionen (Milch) verwendet. Zum Teil sind die Filtersubstanzen liposomal verpackt bzw. mikronisierte Pigmentpartikel mit lipophilem Siloxan behandelt, damit sie besser resorbiert werden können und weniger abwaschbar und abreibbar sind. Bei der Auswahl der Grundlage sollte auch der Hauttyp des Patienten (Sebostatiker, Seborrhoiker, Mischhauttyp: Gesicht, Schweißrinnen fettig, sonst trockenes Integument) berücksichtigt werden. Ggf. sollte bei eher austrocknend wirkenden Grundlagen (Gele, Pasten, Lotionen) nach der Besonnung ein sog. Après-sun-Präparat ohne UV-Filterwirkung zur Hautpflege (Rückfettung, Rehydrierung) empfohlen werden. Entsprechend disponierte Patienten (Mallorca-Akne) sollten auf emulgatorenfreie, nicht zu stark fettende Präparate achten (z.B. Ladival®). Auf für die Schutzwirkung unnötige Zusatzstoffe wie beispielsweise Parfüms sollte verzichtet werden, da sie mit dem Risiko einer phototoxischen oder photoallergischen Sensibilisierung verbunden sind und insbesondere bei Frauen hartnäckige Hyperpigmentierungen in den zentralen Gesichtsbereichen (Chloasma/Melasma) mitverursachen können. UV-Filtersubstanzen sind aber nicht nur in Lichtschutz- (Sonnen-) Präparaten enthalten, sondern oft auch, z.T. undeklariert, in Kosmetika aller Art. Diese Beimengungen dienen nur zum Teil der Photoprotektion des Kunden (Verminderung der Hautirritation und -alterung), sondern vor allem der Haltbarkeitserhöhung des Produktes auf der Haut.

Bei den eigentlichen Licht- bzw. UV-Schutzsubstanzen ist zu unterscheiden zwischen chemisch und physikalisch wirksamen. Viele Präparate, insbesondere solche mit hohem Lichtschutzfaktor, beinhalten beide Arten von Substanzen um einen additiven Schutzeffekt beider Wirkprinzipien zu erreichen (sog. Sunblocker). Darüber hinaus enthalten viele Lichtschutzpräparate zusätzlich Antioxidationsmittel, die die bereits erfolgte Bildung freier Radikale (reaktiver Sauerstoffspezies) in der Haut kompensieren sollen.

1.4.1.1. Physikalisch wirksame Deckpigmente

Bei den physikalisch wirksamen Lichtschutzsubstanzen handelt es sich um Deckpigmente, die UV-Strahlung besonders im Bereich von 280-360 nm (UV-B + UV-A2, kurzwelliges UV-A1) und z.T. auch sichtbares Licht reflektieren, streuen bzw. absorbieren. Darüber hinaus entsteht eine geringe "Wärmeisolierung" gegen Infrarotwirkung. Zu diesen sichtbaren Deckpigmenten zählen Betonit, Kalzium-Karbonat, Eisenoxid, Kaolin, Magnesiumoxid- und -silikat, Talkum, Titandioxid und Zinkoxid. Diese sind in getönten, abdeckenden Kosmetika enthalten. Zur Verwendung in Lichtschutzmitteln werden ultrafeine mikronisierte Partikel meist von Titandioxid mit Teilchengrößen von 10 bis 50 nm verwendet. Aber auch Zink-, Chrom-, Kobalt- und Zinn-Oxide werden verwendet. Solchermaßen mikronisierte Partikel sind weitgehend unsichtbar, können jedoch bei entsprechenden Lichtverhältnissen auch als feiner "Silber- oder Grauschleier" wahrgenommen werden, so daß sie von manchen Anwendern nicht so gern akzeptiert werden. In jedem Fall sollte bei Patienten mit extremer Lichtempfindlichkeit und bei solchen mit Lichtdermatosen ein physikalisch wirksames Lichtschutzmittel gewählt werden, da diese einen höheren Lichtschutz ermöglichen und kaum das Risiko einer Photosensibilisierung in sich bergen. Selbstverständlich sollten auch diese Präparate möglichst frei von Beimengungen wie Parfüm, Emulgatoren und Konservierungsstoffen sein (z.B. MicroSonne 20®).

1.4.1.2. Chemisch wirksame UV-Filter

Bei den chemischen Lichtschutzmitteln handelt es sich um farblose, organische, fast immer aromatische Ringstrukturen vom Typ des Benzol enthaltende Moleküle mit meist mehreren konjugierten Doppelbindungen. Bei UV-Einstrahlung kommt es zur Absorption eines Teils der Energie und zur Anregung von Elektronen des Moleküls. Diese fallen nach kurzer Zeit auf ihr ursprüngliches Energieniveau zurück, wobei Energie in Form von langwelliger harmloser Fluoreszenzstrahlung bzw. Wärme freigesetzt wird. Somit schützen diese Substanzen darunterliegende körpereigene Moleküle vor entsprechenden photochemischen Primär- und Sekundärreaktionen wie Photolyse, Photo-Isomerisierung, -Addition und -Dimerisierung. Die verschiedenen Filtersubstanzen schützen, anders als die physikalischen Lichtschutzsubstanzen gegen unterschiedliche Wellenlängenbereiche. Es gibt vorwiegend UV-B-wirksame, vorwiegend UV-A- wirksame bzw. Breitband-Filtersubstanzen (Tab. 1.6).

UV-A-Filter
Dibenzoylmethane
• 4-Isopropyl-dibenzoylmethan (Eusolex 8020) • 4-tert.-Butyl-4´-methoxy-dibenzoylmethan (Parsol 1789, Eusolex 9020)
Kampherderivate
• Terephtalyliden-dicampher-sulfonsäure (Mexoryl SX)
UV-B-Filter
Para-Aminobenzoesäure (PABA) und Derivate
• p-Aminobenzoesäure • 4-Bis(2-hydroxypropyl)aminobenzoesäure-ethylester (Amerscreen P) • Octyldimethyl-p-aminobenzoesäure (Eusolex 6007) • 4-Bis(polyethoxy)aminobenzoesäure-polyoxyethylester (Uvinul P25, Unipabol U17)
Kampherderivate
• 3-(4´-Methylbenzyliden)campher (Eusolex 6300, NeoHeliopan MBC) • 3-Benzylidencampher (Mexoryl SL)
Zimtsäureester
• p-Methoxyzimtsäure-octylester (NeoHeliopan AV, Eusolex 2292, Parsol MCX) • p-Methoxyzimtsäure-isoamylester (NeoHeliopan E1000)
Benzimidazolderivate
• 2-Phenyl-5-benzimidazolsulfonsäure (Eusolex 232, NeoHeliopan Hydro)
Salicylsäurederivate
• Salicylsäure-2-ethylhexylester (Escalol 587, NeoHeliopan OS)
Breitband (UV-A + UV-B) -Filter
Benzophenone
• Oxybenzon (Eusolex 4360, NeoHeliopan BB, Uvinul M40) • Sulisobenzon (Uvinul MS40)
Hydroxybenzotriazole
• 2-Hydroxyphenylbenzotriazol-siloxan (Mexoryl XL)

Tab. 1.6: Auswahl in Deutschland bedeutsamer topischer chemischer Lichtschutzfiltersubstanzen (ausgewählte Handelsnamen).

Auch die Kombination von UV-A- und UV-B-Filtersubstanzen bzw. mehreren Filtersubstanzen ist üblich, da aus toxikologischen Gründen die einzelnen Substanzen nur bis zu einer erlaubten Höchstkonzentration im Produkt enthalten sein dürfen und da ein möglichst hoher und breiter UV-Schutzeffekt erwünscht ist. Insbesondere die UV-A und Breitbandfilter, in geringerem Maße auch UV-B-Filter bergen jedoch auch das paradoxe Risiko einer Photosensibilisierung, da es zur Einlagerung und Penetration der Filtersubstanzen in Membranen oder Zellen der Haut kommen kann. Photochemische Reaktionen mit Zellbestandteilen können dazu führen, daß in der Folge neben phototoxischen Effekten auch Photohaptene und Photoallergene entstehen können. Selbstverständlich kann es aber auch zu UV-unabhängigen allergischen Kontaktsensibilisierungen auf diese Substanzen kommen. Auch wenn, bezogen auf ihre breite und häufige Anwendung, solche Unverträglichkeitsreaktionen eher selten sind, werden chemische UV-Filtersubstanzen im Photopatchtest (Standardreihe) mit untersucht und sind in der Spitzengruppe der in Mitteleuropa relevanten Photokontaktallergene vertreten. Die unterschiedlichen Filtersubstanzen weisen, auch in Abhängigkeit von der bisherigen Breite ihrer Anwendung, ein unterschiedliches Risiko einer irritativen, kontakt- oder photosensibilisierenden Wirkung auf. Selbstverständlich sollten diese Präparate möglichst frei von Beimengungen wie Parfüm, Emulgatoren und Konservierungsstoffen sein (z.B. Daylong 16®). Über den aktuellen Stand dieser Risiken sowie die weiteren Inhalts- und Hilfsstoffe in Deutschland vertriebener Lichtschutzmittel bzw. Sonnenkosmetik-Produkte gibt die regelmäßig aktualisierte blaue “Göttinger Liste” detaillierte Auskunft.

1.4.1.3. Antioxidantien

Neben physikalischen und chemischen Lichtschutzsubstanzen enthalten viele Lichtschutzpräparate zusätzlich Antioxidationsmittel, die die trotz deren Schutzwirkung in der Haut noch entstehenden freien Radikale (reaktiver Sauerstoffspezies) neutralisieren sollen. Freie Radikale spielen nicht nur bei der Pathogenese der Sonnenbrandreaktion, sondern auch bei der von Photokontaktallergien sowie vermutlich auch der Polymorphen Lichtdermatose eine wichtige Rolle. Darüber hinaus schützen sie die chemischen Filtersubstanzen vor vorzeitiger Oxidation. Zu diesen topisch anwendbaren Antioxidantien zählen die Vitamine E (Tocopherol), C (Ascorbinsäure) und deren Derivate, Flavinoide, Gallate, Selen und Butylphenol-Derivate. Neuerdings wird auch eine zweiphasige Prophylaxe der Polymorphen Lichtdermatose angeboten, bei der 1 Woche vor geplanter Sonnenexposition ein nur Antioxidantien (Glykosylrutin + Tocopherol) enthaltendes Pre-Sun-Präparat angewandt wird, während in der eigentlichen Besonnungsphase ein Präparat, das zusätzlich UV-A- und UV-B-Filtersubstanzen enthält, eingesetzt wird (pH5-Eucerin Sun Sensitive®).

1.4.1.4. Lichtschutzfaktor

Die Wirksamkeit eines topischen Lichtschutzmittels in der Anwendung auf der Haut des Anwenders wird mittels des Lichtschutzfaktors (LSF, SPF = sun protection factor) quantifiziert. Er wird für UV-B und UV-A jeweils getrennt ermittelt und angegeben. Dieser Faktor bezeichnet, um das Wievielfache, verglichen mit ungeschützter Haut, sich der Anwender der Sonnenstrahlung aussetzen kann, bevor für das jeweilige UV-Spektrum typische Wirkungen auftreten. Für UV-B ist die Verlängerung der Erythemschwellenzeit (=Dermatitis solaris), bei UV-A die der Direktpigmentierungsschwellenzeit (photochemische Methode: Immediate Pigment Darkening, IPD oder Persistent Pigment Darkening, PPD) oder die der PUVA-Erythemschwellenzeit (phototoxische Methode) maßgebend. Zur Bestimmung des LSF im Labor gibt es unterschiedliche Verfahren und Normen, die zu abweichenden Angaben führen können. Beispielsweise spielt die Menge des verwendeten Lichtschutzpräparats, der verwendete künstliche UV-Strahler (Sonnensimulator), die Größe des Testareals, die Steigerung der Bestrahlungszeiten, Referenzpräparate und der Hauttyp der mindestens 10 Probanden bei der Ermittlung des LSF für UV-B eine Rolle. Neben der DIN-Norm 67501 bzw. dem europäischen Standard (COLIPA) liegt auch bei in Deutschland erhältlichen Präparaten gelegentlich die amerikanische (FDA) oder australisch-neuseeländische Norm dem angegebenen LSF für UV-B zugrunde. In der Tendenz liegen die außereuropäischen LSF-Angaben etwas höher. Da bereits bei einem LSF von ca. 20 eine UV-B-Absorption von 95 % erreicht wird, sind LSF-Angaben von über 30 ungenau und wenig aussagekräftig. Sie bergen die Gefahr, den Anwender in falscher Sicherheit zu wiegen und sich exzessiv der Sonne auszusetzen. Zur Ermittlung des LSF für UV-A existieren noch keine allgemein etablierten Standards zur In-vivo-Bestimmung. Zur In-vitro-Bestimmung des LSF für UV-A gibt es eine australisch-neuseeländische Norm. Auch zur Objektivierung der "Wasserfestigkeit" gibt es Standards (nach 2 x 20 Minuten Wasserbad noch 70 % UV-B-Lichtschutz).

1.4.2. Systemisch wirksame Lichtschutzmittel

Als systemisch wirksame UV-Schutzmittel werden Beta-Caroten, Anti-Malariamittel und Vitamin-Präparate verwendet.

Beta-Caroten ist als Provitamin-A in Gemüsen und Obst vorhanden und verfärbt in hohen Dosen die Haut rötlichgelb. Eine Hypervitaminose A tritt bei Überangebot nicht auf. Das Karotinoid wird u.a. im subkutanen Fettgewebe angereichert und diffundiert von dort in dermale und epidermale Zellen. Dort wirkt es u.a. als Antioxidans gegen UV-induzierte freie Radikale und somit als Membranstabilisator. Beta-Caroten (Carotaben®) wird in einer Dosis von 50 bis 200 mg täglich per os bei Vitiligo, Polymorpher Lichtdermatose, erythropoetischer Protoporphyrie und anderen Lichtdermatosen eingesetzt.

Antimalariamittel wie Chloroquin (Resochin®) und Hydroxychloroquin (Quensyl®) werden in Tagesdosen von 250 bzw. 200 mg täglich per os eingesetzt. Sie hemmen eine Reihe von Enzymsystemen und Histamin und wirken membranstabilisierend auf Lysosomen. Der genaue Wirkmechanismus ist jedoch nicht bekannt. Mögliche Indikationen sind neben dem Lupus erythematodes auch andere Lichtdermatosen. Vor Therapiebeginn und bei jährlich wiederholter Anwendung sollte jeweils ein augenärztlicher Status zum Ausschluß einer Kataraktbildung erhoben werden.

Nikotinsäureamid hat einen positiven Einfluß auf sonneninduzierte Hautreaktionen bei Tryptophanmangel (Pellagra). Durch Nikotinsäure wird das Enzym Histidase im Stratum corneum der Haut stimuliert, was wiederum zur vermehrten Bildung der photoprotektiv wirksamen Urokaninsäure führt. In Kombination mit Folsäure steht ein Präparat (mersol-ratiopharm®) zur Prophylaxe der Polymorphen Lichtdermatose und anderer Lichtdermatosen zur Verfügung (3 x 200 mg täglich per os). Pyridoxin (z.B. B6-Vicotrat forte®) kann in einer Dosis von 600 mg täglich per os bei Hydroa vacciniformia gegeben werden. Bei der Dermatitis solaris bzw. der phototoxischen Dermatitis kann zusätzlich zu nichtsteroidalen Antiphlogistika frühzeitig Vitamin C 400 bis 1000 mg als Antioxidans p.o. gegeben werden.

Polymorphe Lichtdermatose

2. Polymorphe Lichtdermatose

Die Polymorphe Lichtdermatose (PLD) ist sicher die häufigste Lichtdermatose im engeren Sinne. Bei einer Untersuchung an der Universitätshautklinik Hamburg konnte bei 60 % der Anfang der 90er Jahre diagnostizierten 226 Lichtdermatosen eine PLD festgestellt werden. Diese ist gekennzeichnet durch das UV-abhängige Auftreten von Hauterscheinungen, die beim einzelnen Patienten stets monomorph sind, bei verschiedenen Individuen aber polymorph sein können. Sie weist einen typischen histopathologischen Befund und einen typischen Zeitverlauf der Symptomatik auf, wobei die Herde stets narbenlos abheilen.

Die Erkrankung wurde erstmals Ende des 18. Jahrhunderts als "Ekzema solare" von Willan beschrieben und 1818 von Bateman schriftlich fixiert. 1879 publizierte der britische Augenarzt und Chirurg Hutchinson 14 Patienten mit "summer prurigo". Der Begriff "Polymorphe Lichtdermatose" wurde dann 1900 vom dänischen Dermatologen Rasch eingeführt und 1919 von Haxthausen übernommen. Im englischen Sprachraum wird auch häufig der Begriff "Polymorphous Light Eruption (PLE)" synonym verwendet. Im französischen Sprachraum wird der Begriff "Lucite polymorphe" von der "Lucite estivale bénigne" abgegrenzt, wobei letztere klinisch mildere Symptome, eine geringere Lichtempfindlichkeit und Gynäkotropie aufweisen soll. Diese Aufgliederung der Entität hat sich international aber bislang nicht durchgesetzt. Als differente Erkrankung wurden dagegen die Hydroa vacciniformia 1929 von Haxthausen und die hereditäre Indian Summer Prurigo nordamerikanischer Ureinwohner (Eskimos und Indianer) abgegrenzt.

Bezüglich der Pathogenese und Diagnostik der PLD beschrieb Kimmig im Urin eine Substanz, die er als Lichtdermatose-Chromatogen beschrieb ("Kimmig'sches Lichtband"). Diese erwies sich später jedoch als nicht für die PLD spezifisch. Wiskemann führte 1959 erste systematische Lichtprovokationstestungen mit langwelligen UV-Strahlen durch. Hölzle konnte 1982 nachweisen, daß in der großen Mehrzahl der Fälle die PLD durch wiederholte UV-A-Bestrahlung, in einem Teil der Fälle aber auch durch UV-B provoziert werden kann. Norris beschrieb 1989 und 1992 die immunologischen Phänomene der PLD-Entzündung und Gonzalez-Amaro zeigten 1991 in vitro die Existenz eines Photomitogens in der Haut von PLD-Patienten. Schließlich konnte die Arbeitsgruppe von Krutmann 1995 zeigen, daß UV-A über Sauerstoffradikale den Translationsfaktor AP2 aktiviert, der wiederum die Expression proinflammatorischer Zytokine und Adhäsionsmoleküle in der Haut verursachen kann, was möglicherweise die Entstehung der PLD-Reaktion begünstigt.

2.1. Epidemiologie

2.1.1. Häufigkeit

Wie erwähnt, handelt es sich bei der PLD um die häufigste Lichtdermatose im engeren Sinne. Ihre Häufigkeit nimmt zumindest bei der europiden Bevölkerung mit der geographischen Breite ab. Die Prävalenz betrug in den letzten beiden Jahrzehnten in Schweden 17 %, in London 12 %, in Boston 10 % und in Australien 4 % (Tab. 2.1). Manche Autoren postulieren, daß jeder Hellhäutige bei entsprechend extremer Besonnung (bzw. UV-A-Bestrahlung) eine PLD entwickelt. Hiergegen würde neben den zitierten epidemiologischen Daten aber auch die klinische Erfahrung sprechen, daß die große Mehrzahl der wegen eines atopischen Ekzems mit extremen Dosen UV-A1 (bis 15 x 130 J/cm^2 in 3 Wochen) therapierten Patienten keine PLD entwickelt.

Prävalenz	Land/Region	Autor, Jahr
17 %	Schweden	Ros, 1986
12 %	London	Pao, 1994
10 %	Boston	Morison, 1982
4 %	Australien	Pao, 1994

Tab. 2.1: Prävalenz der Polymorphen Lichtdermatose: Proportional der geographischen Breite (kaukasische Bevölkerung).

2.1.2. Geschlechtsverteilung

Nach Ansicht der meisten Untersucher besteht eine deutliche Gynäkotropie der Erkrankung. Die Angaben schwanken von 9:1 bis 1:1 zugunsten der Frauen, wobei die meisten Autoren etwa ein Verhältnis von 3:1 feststellten (Tab. 2.2).

Frauen/ Männer	Land/Region	Autor, Jahr
9 : 1	Düsseldorf	Hölzle, 1982
8 : 1	Schweden	Ros, 1986
7 : 1	Erlangen	Diepgen, 1989
4 : 1	Wien	Lindmaier, 1991
3 : 1	Australien	Pao, 1994
3 : 1	London	Pao, 1994
3 : 1	Hamburg	Kowalzick, 1994
3 : 1	Genua	Guarrera, 1993
2 : 1	Boston	Morison, 1982
2 : 1	Finnland	Jansen, 1978
2 : 1	Schottland	Frain-Bell, 1969
1 : 1	San Francisco	Epstein, 1980

Tab. 2.2: Geschlechtsverhältnis der Patienten mit Polymorpher Lichtdermatose: Gynäkotropie.

Auch wir fanden bei 135 untersuchten Patienten mit PLD 77 % weiblichen Geschlechts. Die Ursache für das deutliche Überwiegen weiblicher Patienten ist unklar. Außer hormonellen Einflüssen sind gegenüber Männern unterschiedliche Bekleidungs- und Besonnungsgewohnheiten, aber auch die unterschiedliche Einwirkung von hypothetischen Photosensibilisatoren denkbar, die zum Beispiel in Kosmetika enthalten sei könnten.

2.1.3. Altersverteilung

Die Erkrankung tritt erstmals häufig im 2., 3. und 4. Lebensjahrzehnt auf, aber auch jenseits des 50. Lebensjahres sind Neuerkrankungen keine Seltenheit (>10 %, Abb. 2.1A). Bei der Prävalenz zeigt sich naturgemäß ein zu den höheren Altersstufen verschobener Gipfel, mit den meisten Patienten im 4. Lebensjahrzehnt (Abb. 2.1B, Tab. 2.3). Bei Kindern unter 10 Jahren ist dagegen die klassische PLD eher eine Seltenheit, es treten aber Sonderformen der PLD bzw. verwandte Erkrankung wie die aktinische Prurigo, die Hydroa vacciniformia oder die sogenannte Frühlingsperniosis vor allem im Kindesalter auf.

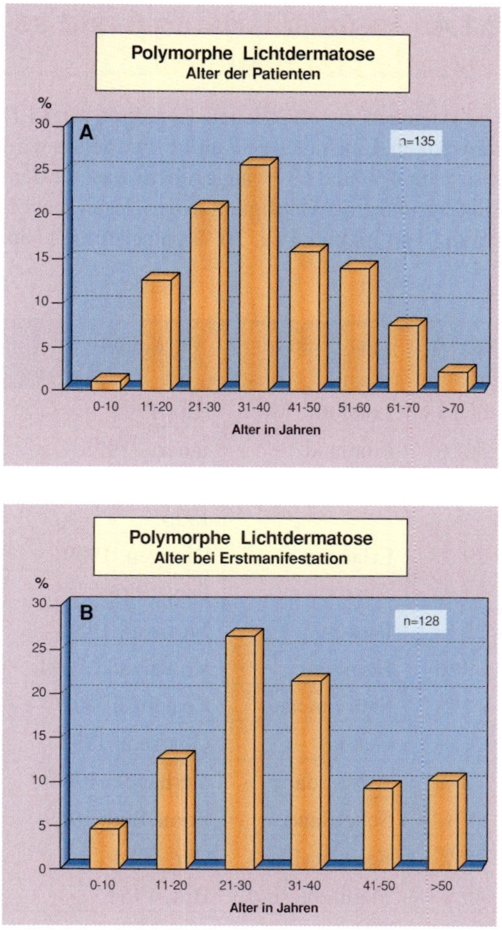

Abb. 2.1: Polymorphe Lichtdermatose: Alter der untersuchten Patienten (A) und angegebenes Alter bei Erkrankungsbeginn (B).

Alters-mittel	Erkrankungs-beginn	Autor, Jahr
n.n.	19	Pao, 1994
37	27	Jansen, 1978
39	24	Ros, 1986
34	24	Diepgen, 1989
n.n.	17	Pao, 1994
31	23	Morison, 1982
36	30	Kowalzick, 1994
36	n.n.	Guarrera, 1993
35	n.n.	Lindmaier, 1991

Tab. 2.3: Polymorphe Lichtdermatose: Altersdurchschnitt und mittleres Alter bei Erkrankungsbeginn in Jahren.

2.1.4. Heredität, Hauttyp und assoziierte Erkrankungen

Die Angaben zur möglichen Heredität der PLD schwanken. Eine positive Familienanamnese wird zwischen 4 % und 63 % angegeben, was vor dem Hintergrund einer Häufigkeit in der Gesamtbevölkerung von maximal ca. 20 % zu sehen ist (Tab. 2.4).

Positive FA	Land/Region	Autor, Jahr
63 %	London	Pao, 1994
56 %	Finnland	Jansen, 1978
30 %	Mexico	Hojyo-Tomoka, 1975
29 %	Erlangen	Diepgen, 1989
25 %	Australien	Pao, 1994
23 %	Boston	Morison, 1982
19 %	Hamburg	Kowalzick, 1994
14 %	SanFrancisco	Epstein, 1962
14 %	Genua	Guarrera, 1993
10 %	Amsterdam	Verhagen, 1966
4 %	Schottland	Frain-Bell, 1969
75 %	Kanada (Esk.)	Orr, 1984
45 %	Manitoba (Ind.)	Birt, 1968

Tab. 2.4: Familienanamnese (FA) bei Polymorpher Lichtdermatose. Hereditäre Form bei nordamerikanischen Ureinwohnern.

Wir haben eine positive Familienanamnese nur in 19 % der Fälle von PLD gesehen, was gegen eine ausgesprochene Erblichkeit der Erkrankung spricht. Da aber der Hauttyp nach Fitzpatrick mit der Häufigkeit der PLD in dem Sinne korreliert ist, daß Patienten mit Hauttyp I und II signifikant häufiger an einer PLD leiden als solche mit Hauttyp III bis IV (Tab. 2.5, Abb. 2.2) und dieser sicher genetisch determiniert ist, mag in diesem Sinne eine genetische Begünstigung der PLD vorliegen. Einen Sonderfall stellt die hereditäre Variante der PLD, die Indian Summer Prurigo der nordamerikanischen Eskimos und Indianer dar, die dominant vererbt eine positive Familienanamnese von 45 bis 75 % aufweist. Hierbei handelt es sich aber vermutlich um ein unabhängiges Krankheitsbild. Von einigen Autoren wird auch eine Assoziation der PLD mit dem sicher hereditären Atopie-Syndrom (Rhinokonjunktivitis allergica, extrinsisches Asthma und/oder atopisches Ekzem) postuliert. In unserem Patientengut mit PLD fanden sich 11 % mit positiver atopischer Familienanamnese und 20 % mit positiver Eigenanamnese, was angesichts der Prävalenz dieser Erkrankungsgruppe in der allgemeinen Bevölkerung eher gegen einen solchen Zusammenhang spricht. Auch andere Hautkrankheiten (beispielsweise bekannte Kontaktallergien) fanden sich bei unseren Patienten mit PLD nicht gehäuft.

PLD	Kontr.	Land/Region	Autor, Jahr
64 %	47 %	Boston	Morison, 1982
57 %	41 %	Hamburg	Kowalzick, 1994
57 %	32 %	London	Pao, 1994
52 %	29 %	Australien	Pao, 1994
49 %	k.A.	Erlangen	Diepgen, 1989
48 %	k.A.	Wien	Lindmaier, 1991
40 %	23 %	Schweden	Ros, 1986

Tab. 2.5: Hauttypen (Pigmentierungstypen) I und II nach Fitzpatrick sind bei Patienten mit Polymorpher Lichtdermatose im Vergleich zur allgemeinen Bevölkerung oder zu Patienten mit lichtunabhängigen Dermatosen überrepräsentiert.

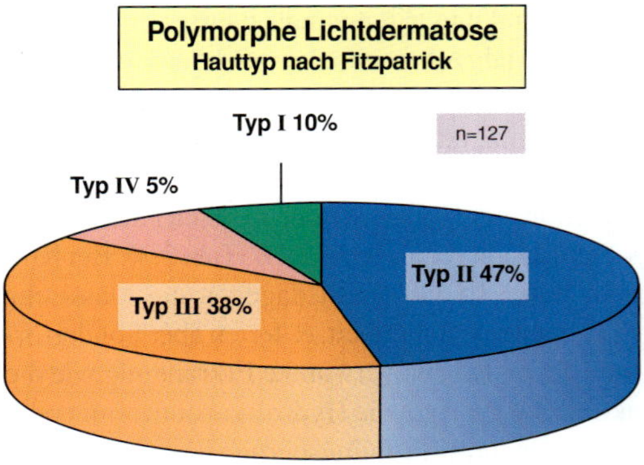

Abb. 2.2: Verteilung der Hauttypen nach Fitzpatrick bei Patienten mit Polymorpher Lichtdermatose: Hauttyp I und II überrepräsentiert.

2.2. Pathogenese

Es ist klar, daß die PLD-Symptomatik unter experimentellen Bedingungen durch UV-A- oder UV-B-Strahlung oder beide ausgelöst werden kann. In ca. 90 % der Fälle ist UV-A an der Auslösung beteiligt. Die Bedingungen der UV-Provokationstestungen sind allerdings nur bedingt mit den natürlichen Bestrahlungsverhältnissen vergleichbar.

Ungeklärt ist dagegen, durch welche Mechanismen die UV-Strahlung zur Auslösung der Symptome führt, und wodurch sich PLD-Patienten diesbezüglich von Nichtbetroffenen unterscheiden. Auch die Frage, warum das weibliche Geschlecht bei den Erkrankten so deutlich überwiegt, ist bislang unklar.

Aufgrund experimenteller Befunde wurde eine Reihe von Theorien zur Pathogenese der PLD aufgestellt, die zum Teil implizieren, daß es nur einen Mechanismus gibt. Eine befriedigende Synthese der verschiedenen Theorien gibt es bislang nicht; und es ist denkbar, daß einige experimentelle Befunde nur Epiphänomene und nicht den Pathomechanismus beschreiben.

Läßt man vollständig obsolete Befunde und Theorien außer acht, werden heute vor allem die folgenden Pathomechanismen angenommen:

- Stoffwechselstörungen
- unbekannte Photoallergene
- Regulationsstörungen von durch UV-induzierte Radikale kontrollierten Genprodukten

2.2.1. Stoffwechselstörungen

Durch einen Defekt des Enzyms Kynureinase kommt es bei der Synthese von Nikotinsäureamid aus Tryptophan zur Anreicherung des Zwischenmetaboliten Kynurensäure, welcher phototoxische Eigenschaften besitzt. Bei einigen Patienten mit PLD fand sich ein erniedrigter Nikotinsäureamidspiegel im Urin. Bei diesen Patienten ließ sich durch externe Gabe von Nicotinsäureamid, das wiederum die Bildung von Kynurensäure aus Tryptophan hemmt, die PLD-Symptomatik bessern.

Die Synthese der physiologisch photoprotektiven Substanz Urokaninsäure aus Histidin wird in der Epidermis aus Histidin durch das Enzym Histidase katalysiert. Dieses Enzym wird gleichfalls durch Nicotinsäureamid reguliert. PLD-Patienten weisen eine erhöhte Histidin- und Urokinasekonzentration im Stratum corneum auf, nach UVA-Exposition kommt es zu einer abnorm hohen Urokaninsäure-Isomerisation. Andererseits wurden bei einem Patienten mit Hydroa vacciniformia erniedrigte Histidin- und Urocaninsäuremengen gefunden.

Auch Veränderungen des Arachidonsäurestoffwechsels werden bei Patienten mit PLD vermutet. So konnte durch topische Gabe des Cyclooxygenasehemmers Indometacin bei einigen PLD-Patienten eine pathologische Reaktion auf UV-A und UV-B induziert werden. Bei Leukozyten von PLD-Patienten wurde darüber hinaus die vermehrte Freisetzung des proinflammatorischen Leukotriens B4 nach UV-A-Bestrahlung festgestellt.

2.2.2. Unbekannte Photoallergene

Die Reaktion der PLD ähnelt in ihrem Zeitablauf und in der Histologie und Immunhistologie einer Kontaktallergie vom Spättyp. Daher wurde frühzeitig ein okkultes Photoallergen, das nicht notwendigerweise bei allen Patienten identisch sein muß, vermutet. Gonzalez-Amoro et al. führten eine Studie bei PLD-Patienten und Kontrollpersonen durch. Sie biopsierten unbestrahlte und UV-A + UV-B-bestrahlte Haut. Diese Hautbiopsien wurden homogenisiert bzw. daraus epidermale Zellsuspensionen gewonnen. Im Lymphozytentransformationstest konnte eine verstärkte Aktivierung peripherer Blut-Lymphozyten nur bei Zugabe von Homogenisaten bzw. Zellsuspensionen bestrahlter Haut zu Lymphozyten von Patienten mit PLD beobachtet werden. Eine Stimulierung von Lymphozyten der Kontrollpersonen auch mit den Zellsuspensionen aus UV-bestrahlter Haut von PLD Patienten fand hingegen nicht statt. Diese Ergebnisse sprechen dafür, daß

- 1) unter UV-Bestrahlung in der Haut von PLD-Patienten ein epidermales Mitogen entsteht, und
- 2) nur die Lymphozyten desselben Patienten darauf reagieren, es sich also um ein spezifisches Mitogen (=Allergen) handelt

Auch die direkte Bestrahlung von Lymphozyten mit UV-A führt nur bei solchen von PLD-Patienten zur Stimulation, nicht jedoch bei solchen von gesunden Probanden oder Porphyrie-Patienten. Dies spricht dafür, daß das Photomitogen nicht nur in epidermalen Zellen der PLD-Patienten vorkommt.

Durch UV-Strahlung werden in der Haut Sauerstoffradikale erzeugt. Dies kann zu einer Oxidation und ggf. Konformationsänderung von DNA, Lipiden und Proteinen sowie in der Folge zu Strukturveränderungen von zellulären Membranen, Rezeptoren und Enzymen führen, die so bei PLD-Patienten autoantigene Eigenschaften gewinnen könnten. Darüber hinaus konnte gezeigt werden, daß durch UV-induzierten oxidativen Stress in der Haut von PLD-Patienten das Hitzeschockprotein 65 exprimiert wird, das als mögliches Autoantigen wirksam werden könnte.

2.2.3. Regulationsstörungen von durch UV-induzierte Radikale kontrollierten Genprodukten

UV-A induziert auch bei Hautgesunden die Expression von proinflammatorischen Zytokinen wie IL-1, IL-6 und Adhäsionsmolekülen wie ICAM-1. Diese Induktion wird vermutlich durch die Entstehung von Radikalen wie Singulett-Sauerstoff oder Lipidperoxiden in Gang gesetzt, über die der Transkriptionsfaktor AP2 moduliert wird, der wiederum die vermehrte Expression u.a. von ICAM-1 auf Keratinozyten reguliert. Es wird spekuliert, daß PLD-Patienten quantitative Dysregulationen in diesem System aufweisen, oder daß es über diese unspezifischen Mechanismen zu einer Verstärkung spezifischer photoallergischer Mechanismen kommt.

2.3. Klinik

2.3.1. Morphologie

Trotz der Bezeichnung PLD sind die Hautveränderungen beim individuellen Patienten zu einem Zeitpunkt und im zeitlichen Verlauf der Erkrankung stets monomorph. Dagegen können die Hautveränderungen verschiedener Patienten polymorph sein. Nach Hölzle können folgende klinische Typen der PLD unterschieden werden:

- Papulöser Typ (Hämorrhagischer Untertyp)
- Plaque-Typ (Erythema-exsudativum-multiforme-artiger Untertyp)
- Papulovesikulöser Typ (Iktus-Untertyp, vesikulobullöser Untertyp)

Die Häufigkeit des papulösen Typs (Abb. 2.3) wird mit 66 %, die des Plaque-Typs (Abb. 2.4) mit 16 % und die des papulovesikulösen Typs (Abb. 2.5) mit etwa 15 % angegeben. Der hämorrhagische Untertyp kommt bei 1 %, der EEM-artige Untertyp bei 2 % und der vesikulobullöse Untertyp in Europa sehr selten vor.

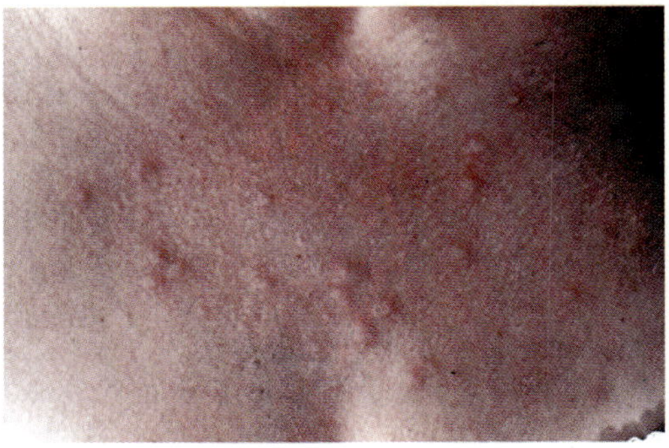

Abb. 2.3: Papulöser Typ der Polymorphen Lichtdermatose.

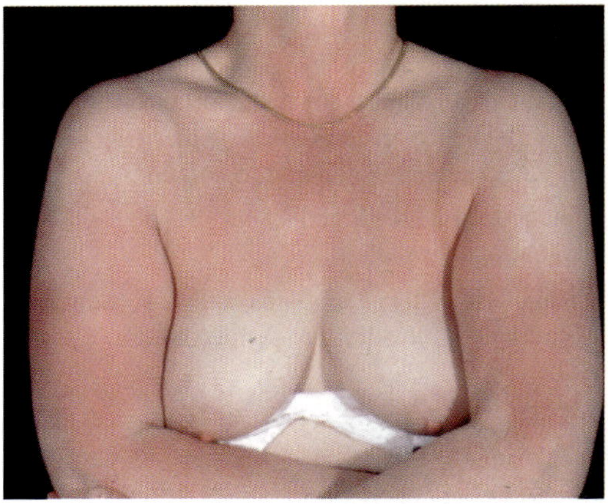

Abb. 2.4: Plaque-Typ der Polymorphen Lichtdermatose.

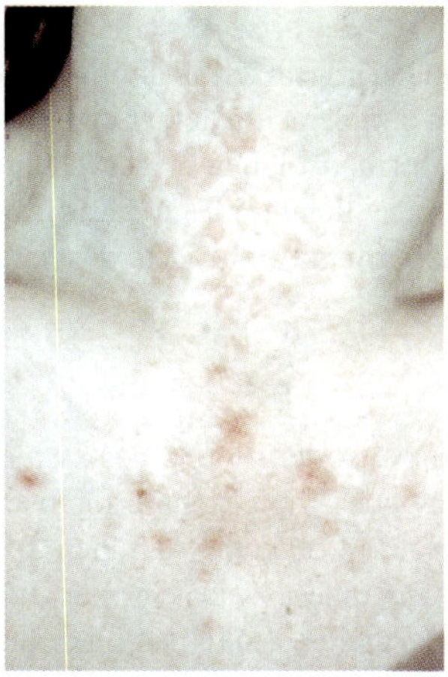

Abb. 2.5: Papulovesikulöser Typ der Polymorphen Lichtdermatose.

2.3.2. Prädilektionsstellen

Die Hauterscheinungen der PLD bevorzugen nicht-chronisch lichtexponierte Regionen, die beispielsweise im Frühjahr (Dekolleté, Unter- und Oberarme) oder auch im Sommer bzw. Urlaub (Stamm) erstmals wieder dem Sonnenlicht ausgesetzt werden. Ein Befall des Gesichtes stellt daher bei erwachsenen PLD Patienten eher eine Ausnahme dar. Demgegenüber sind bei der Hydroa vacciniformia und der Frühlingsperniosis der Kinder das Gesicht und die Akren (Nasenspitze, Ohrmuschelspitzen) bevorzugt betroffen.

2.3.3. Subjektive Beschwerden

Die Hautveränderungen der PLD sind gekennzeichnet durch einen starken Pruritus, der für die Patienten häufig subjektiv das die Lebensqualität - beispielsweise im Urlaub - am meisten beeinträchtigende Symptom darstellt. Dieser Pruritus führt in der Regel jedoch nicht dazu, daß die Herde aufgekratzt werden, so daß es zu einer narbenlosen Abheilung der Läsionen kommt.

2.3.4. Zeitlicher Verlauf

Die Symptome der PLD treten meist einige Stunden bis wenige Tagen nach der UV-Exposition auf. Unbehandelt und unter Meidung weiterer Besonnung persistieren die Symptome über mehrere Tage und bilden sich dann kontinuierlich über ein bis zwei Wochen zurück. Unter symptomatischer Therapie beispielsweise mit topischen Steroiden und systemischen Antihistaminika verlaufen die Symptome abgeschwächt und um einige Tage abgekürzt.

2.3.5. Jahreszeitliche Häufung und Hardening-Phänomen

Es existieren zwei Grundmuster möglicher jahreszeitlicher Häufungen des Symptomauftritts, wobei Überschneidungen möglich sind. Etwa die Hälfte der Patienten bemerkt das Auftreten von Symptomen nur im Frühjahr bzw. Frühsommer, die andere nur im Hochsommer bzw. im (Fern-) Urlaub. Patienten, die Symptome auch im Herbst oder Winter bemerken, sind dagegen eher selten (10 % bzw. 5 %) (Abb. 2.6).

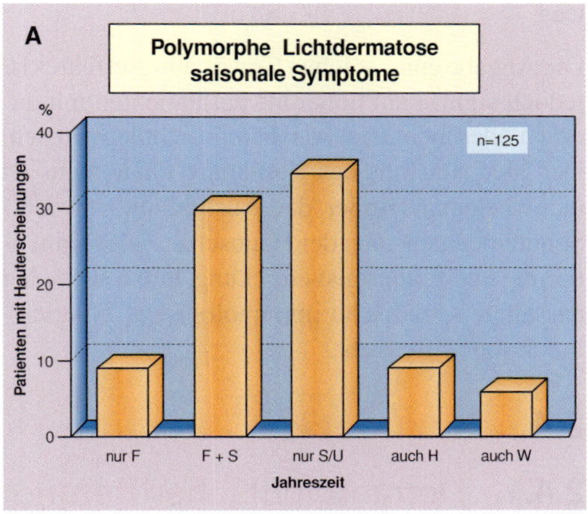

Abb. 2.6: Jahreszeitliche Häufung der Symptomatik der Polymorphen Lichtdermatose. Etwa gleich viel Patienten haben Symptome nur im Frühjahr bzw. Frühsommer bzw. nur bei extremer Sonneneinstrahlung im Hochsommer und Fernurlaub. Patienten mit Symptomen auch im Herbst oder Winter stellen eine Rarität dar.

Die beiden Grundmuster werden im französischen Schrifttum als Lucite polymorphe (Frühjahrstyp) und Lucite estivale bénigne (Hochsommertyp) voneinander abgegrenzt, wobei nur letztere eine Gynäkotropie aufweisen soll. Als Ursache der Häufung der Symptomatik nach der ersten UV-Exposition einer bestimmten Stärke im Jahr und anschließende Gewöhnung, d.h. Toleranz vergleichbarer UV-Expositionen, wird das sogenannte Hardening Phänomen postuliert. Dieses wird von vielen PLD-Patienten, jedoch keineswegs von allen, geschildert (Tab. 2.6).

Positiv	Land/Region	Autor, Jahr
84 %	Schweden	Ros, 1986
70 %	Australien	Pao, 1994
67 %	Erlangen	Diepgen, 1989
67 %	Finnland	Jansen, 1979
52 %	Genua	Guarrera, 1993
41 %	London	Pao, 1994
38 %	Wien	Lindmaier, 1991
36 %	Hamburg	Kowalzick, 1994
30 %	Schottland	Frain-Bell, 1973

Tab. 2.6: Anamnestisch angegebener Gewöhnungseffekt (Hardening-Phänomen) auf Belichtung im Lauf des Jahres bei Patienten mit Polymorpher Lichtdermatose.

Die Angabe eines solchen Gewöhnungseffektes ist jedoch signifikant höher als bei Patienten mit anderen oder nicht nachweisbaren Lichtdermatosen. Der Mechanismus des Hardening-Phänomens ist nicht bekannt. Außer der Ausbildung von UV-Schutzmechanismen der Haut selbst, wie Pigmentierung und Epidermisverdickung, käme auch eine passagere spezifische immunologische Toleranzinduktion in Betracht.

2.4. Diagnostik

2.4.1. Dermatologischer Befund

Häufig suchen die Patienten mit akuten Hautsymptomen einen Allgemeinarzt am Urlaubsort (auch im Ausland) auf, so daß der Dermatologe keinen pathologischen Hautbefund mehr erheben kann. Deshalb kommt der sorgfältigen Befundbeschreibung durch den Erstbehandler eine wichtige Bedeutung zu. Bei noch bestehenden Hauterscheinungen ist auf die Monomorphie zu achten und der klinische Typ (papulöser, plaqueartiger, papulovesikulöser) bzw. Untertyp und die Verteilung der Hauterscheinungen (Prädilektionsstellen!) festzustellen und zu dokumentieren. Differentialdiagnostisch abzugrenzen sind insbesondere andere Lichtdermatosen wie der diskoide, kutane Lupus erythematodes (DLE), insbesondere der vom Tumidus-Typ, die Lichturtikaria sowie phototoxische bzw. photoallergische Ekzeme, aber auch andere Sommerdermatosen wie Insektenstichreaktionen (Thrombidiose, "Beiß", "Erntekrätze", Erythema autumnale), Miliaria rubra, akneiforme Reaktionen ("Mallorca-Akne") und schließlich morphologisch im Einzelfall ähnliche Dermatosen wie Prurigo simplex subacuta, Erythema exsudativum multiforme, Lichen ruber (lichtprovozierbar!), Pityriasis lichenoides et varioliformis acuta (Mucha-Habermann) und Lymphomatoide Papulose.

2.4.2. Anamnese

Die Anamnese sollte mittels des standardisierten Anamnesebogens für Lichtdermatosen (s. Anhang) erfolgen. Folgende Angaben sprechen für die Diagnose einer PLD: Starker Juckreiz der Hautveränderungen, Lokalisationen an Prädilektionsstellen, Auftreten wenige Stunden oder Tage nach UV-Exposition (Besonnung), Dauer der Hautveränderungen 1 bis 2 Wochen, Auftreten im Frühjahr oder bei extremer Besonnung im Hochsommer bzw. (Fern-) Urlaub, Gewöhnungseffekt im weiteren Verlauf des Jahres, Beginn der Erkrankung im 2. und 3. Lebensjahrzehnt, Hauttyp I oder II. Zudem sollte nach ggf. bereits angewendeten symptomatischen und prophylaktischen Therapiemaßnahmen und deren Erfolg gefragt werden.

2.4.3. UV-Provokationstestung

In vielen Fällen von PLD kann die Diagnose zweifelsfrei erst durch die UV-Provokationstestung gesichert werden. Diese sollte, wegen des Hardening-Phänomens, am besten im Januar oder Februar durchgeführt werden, wenn die Haut der Patienten wieder "lichtentwöhnt" ist. Anschließend bleibt meist noch genügend Zeit für eine evtl. erforderliche prophylaktische Gewöhnungs-UV-Therapie vor Auftritt der Symptome, beispielsweise im Frühjahr. Nach vorheriger Bestimmung der Erythemschwellen von UV-A und UV-B, die sich bei der PLD nicht von Hautgesunden gleichen Hauttyps unterscheiden, also stets nicht-pathologisch sind, erfolgt die UV-Provokationstestung in der beschriebenen Weise (s. Abschnitt 1.2.3.) an zumindestens drei aufeinander folgenden Tagen jeweils auf das gleiche Testareal. Für UV-A und UV-B sind getrennte Testareale (z.B. kontralateral) zu bestrahlen. Manche Autoren bevorzugen als Testareale die individuellen Prädilektionsstellen des jeweiligen Patienten (z.B. Dekolleté). Wir führen die UV-Provokationstestung stets an den Unterarmen durch, was technisch einfacher und standardisiert ist und keine geringere "Ausbeute" positiver Testresultate bringt. Etwa 80 % der Patienten mit PLD entwickeln nach den Provokationsbestrahlungen isomorphe Herde in einem oder in beiden Testarealen, also Hautveränderungen, deren Morphe der durch natürliche Besonnung entstehenden entspricht (Abb. 2.7).

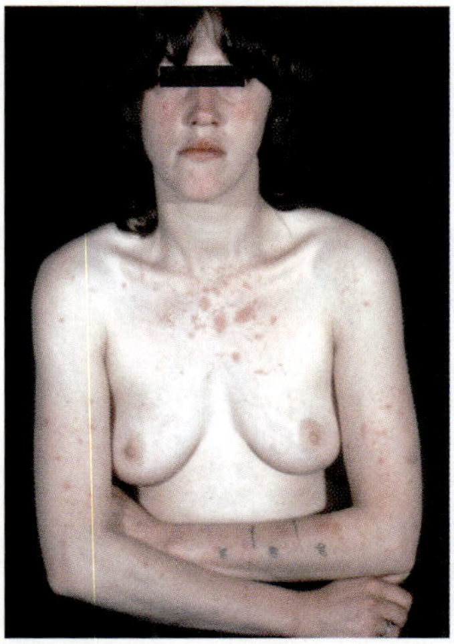

Abb. 2.7: Provokation isomorpher Herde der Polymorphen Lichtdermatose mittels 30 bis 90 J/cm^2 UV-A1 am linken Unterarm. Eher ungewöhnlich an dem Fall ist, daß die Provokation während des Bestehens akuter, durch natürliche Besonnung entstandener Hautveränderungen im Wangen- und im Dekolleté-Bereich gelingt. Auch das Vorhandensein von Herden im chronisch lichtinduzierten Wangenbereich ist untypisch. Ein Lupus erythematodes vom Tumidus-Typ sollte ausgeschlossen werden.

Die meisten der provozierbaren PLD-Patienten reagieren auf UV-A allein (ca. 75 %), weniger auf UV-A und UV-B (also in beiden Testfeldern (ca. 15 %) und die wenigsten (unter 10 %) ausschließlich auf UV-B (Abb. 2.8).

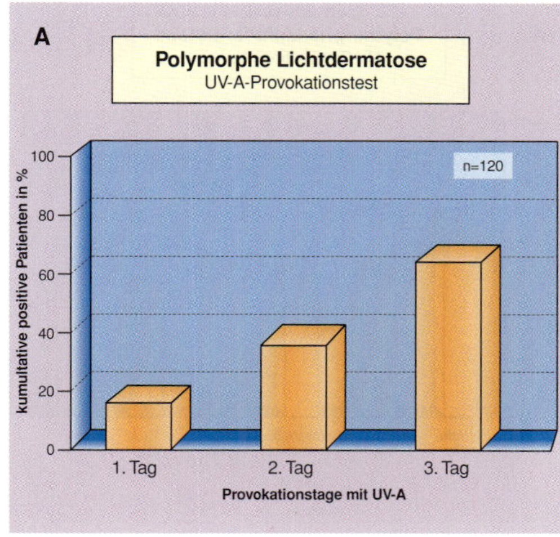

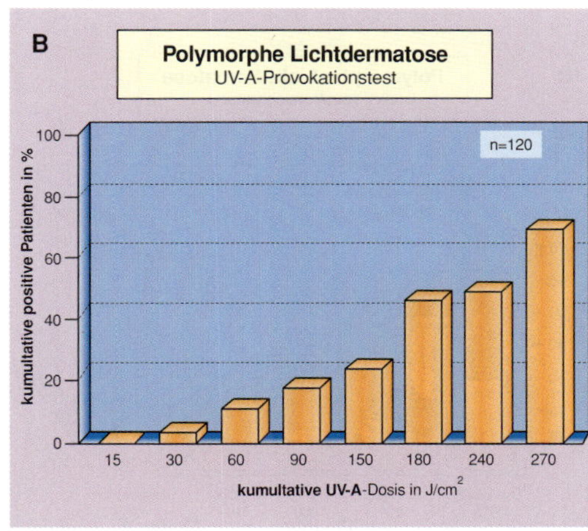

Abb. 2.8: Ergebnisse der UV-A-Provokationstestung bei Polymorpher Lichtdermatose: Jeweils etwa 1/3 der Patienten reagiert nach 1, 2 oder 3 Tagen Testbestrahlung im gleichen Feld (A). Die erforderlichen kumulativen Dosen schwanken von 30 bis 270 J/cm^2 UV-A1 (B).

Etwa jeweils ein Drittel der provozierbaren PLD-Patienten reagiert nach einer, zwei oder drei Provokationsbestrahlungen (Abb. 2.9A). Manche Autoren bestrahlen insgesamt an fünf aufeinanderfolgenden Tagen, wobei dann nur wenige Patienten zusätzlich positiv reagieren. Der zeitliche und organisatorische Aufwand erhöht sich hierdurch aber für Arzt und Patient nicht unerheblich. In unseren Händen war die niedrigste zur Provokation erforderliche UV-A1 Einzeldosis 30 J/cm^2, die höchste kumulative UV-A1 Dosis betrug 270 J/cm^2 (Abb. 2.9B).

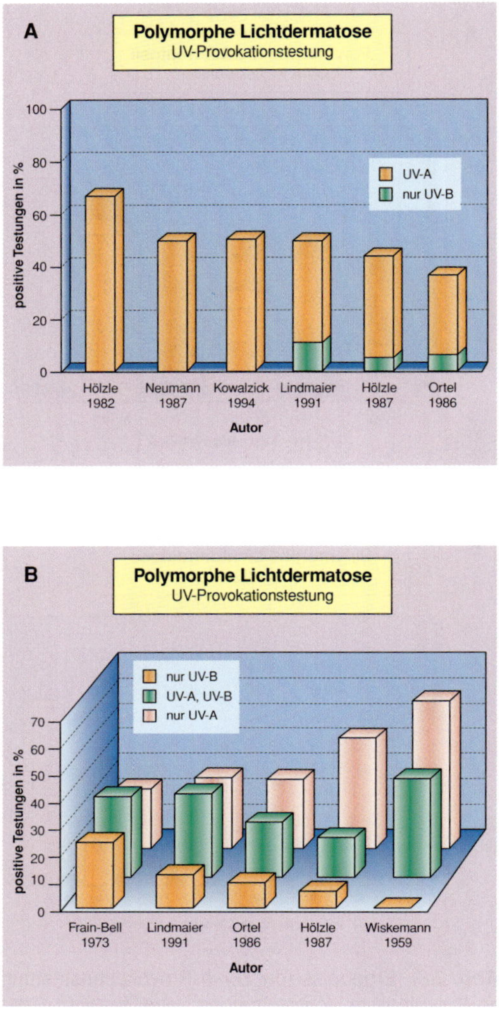

Abb. 2.9: Ergebnisse der Provokationstestungen bei Polymorpher Lichttestung mit UV-A und UV-B. Zusätzliche UV-B-Provokationstestung erhöht den Anteil positiver Patienten um 5-10 % (A). Ein größerer Anteil der Patienten reagiert auf UV-A und UV-B (B).

Unfreiwillige Ganzkörperprovokationen bei UV-Therapie ohne anamnestischen Hinweis auf eine PLD kommen vor (Abb. 2.10a+b).

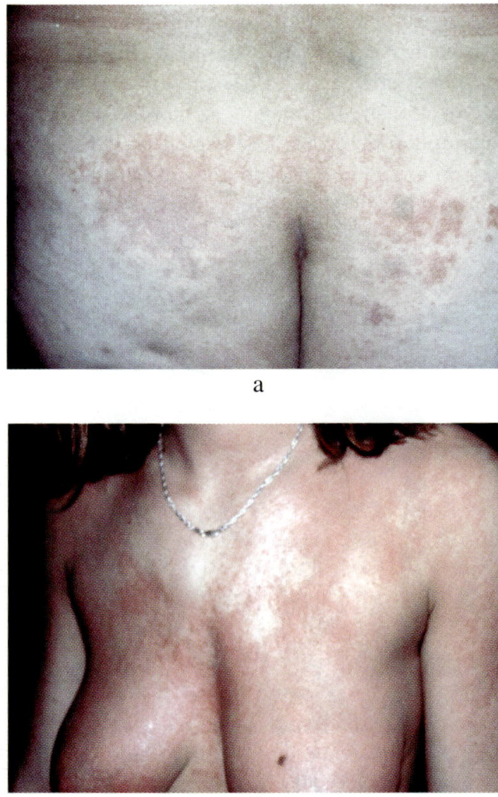

a

b

Abb. 2.10a+b: Iatrogene Auslösung einer Polymorphen Lichtdermatose durch UV-A/B- Therapie (a) bzw. durch UV-A1-Therapie des Atopischen Ekzems (b).

2.4.4. Histologie

Aus akuten oder im UV-Provokationstest entstandenen isomorphen Herden kann, wenn die Diagnose einer PLD nicht aufgrund der anderen diagnostischen Kriterien sicher zu stellen ist, eine Hautbiopsie entnommen werden. Die PLD hat eine typische, wenn auch nicht spezifische, histologische Morphologie mit mäßiger Spongiose der unteren Epidermis, vakuoliger Degeneration der epidermalen Basalzellschicht, subepidermalem Ödem und einem korialen perivaskulären lymphozytären Infiltrat mit Exozytose (Abb. 2.11).

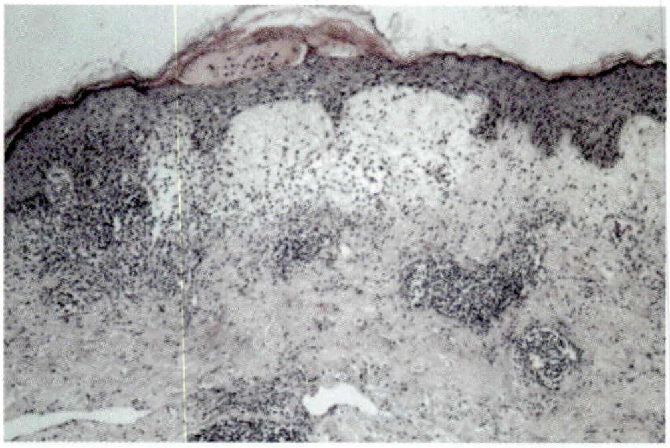

Abb. 2.11: Histologie der Polymorphen Lichtdermatose: Subepitheliales Ödem bis zur subepidermalen Bläschenbildung. Zusätzlich ein lymphohistiozytäres dichte dermales Infiltrat.

In der Immunhistologie lassen sich vor allem CD4+, aber auch CD8+ -positive Lymphozyten sowie vermehrt CD1+ -positive Langerhanszellen darstellen. Darüber hinaus läßt sich eine vermehrte Expression proinflammatorischer Adhäsionsmoleküle wie ICAM-1 auf den Keratinozyten nachweisen. In der direkten Immunfluoreszenz findet sich, anders als beim Lupus erythematodes, typischerweise kein Nachweis von Immunglobulinen oder Komplement im Bereich der Basalmembranzone.

2.5. Therapie

Die symptomatische Therapie der Hautveränderungen bei Polymorpher Lichtdermatose umfaßt vor allem die lokale Therapie der betroffenen Hautareale mit topischen Glukokortikoiden. Es empfehlen sich je nach Schweregrad der Hautveränderungen solche der Wirkstärke-Klassen III bis II. Als Grundlage wird von vielen Patienten eine Lotio bzw. Milch (z.B. Volon-A®-Schüttelmixtur, Advantan®-Milch, Ultralan-Milch®, Alfason®-CreLo), die auch als kühlend wirksam empfunden wird, bevorzugt. Aber auch die Anwendung von Creme oder Salbe als Grundlage ist möglich. Die Therapiedauer wird bei 2maliger Applikation täglich selten über länger als eine Woche notwendig sein. Gegen den starken Pruritus sollten orale Antihistaminika gegeben werden. Gegebenenfalls kann ein nicht-sedierendes Tagesantihistaminikum (Ceterizin, z.B. Alerid®, Loratadin, Lisino®) mit einem sedierenden Antihistaminikum (Hydroxyzin, z.B. Atarax®) zur Nacht kombiniert werden. Im besonders schweren Einzelfall kann auch eine systemische Gabe von Glukokortikosteroiden bis zu 1 mg Prednisolonäquivalent pro kg Körpergewicht per os über bis zu fünf Tage in Betracht kommen. Die häufig geübte Praxis der i.v. Calcium-Gabe dürfte dagegen eher von untergeordneter Bedeutung (Placebo-Effekt) sein. Eine weitere intensive Besonnung sollte selbstverständlich bis zur Besserung der Hautveränderungen vermieden werden.

2.6. Prophylaxe

Ziel der Prophylaxe ist es, durch therapeutische Maßnahmen im Vorfeld der zu erwartenden Lichtexposition bzw. während dieser, das Auftreten der PLD-Hautveränderungen möglichst ganz zu verhüten und dem Patienten einen "normalen" Umgang mit der Sonne, sei es im Frühjahr oder im Hochsommer bzw. Fernurlaub, zu ermöglichen. Natürlich sollte den Patienten geraten werden, allzu intensive Insolationen durch entsprechendes Verhalten ("Between Ten and Three under a Tree", "Zwischen Zwölf und Vierzehn nicht in die Sonne stürzen") und Tragen von Kleidung an den Prädilektionsstellen zu vermeiden, um nicht die individuell kritische symptomauslösende UV-Dosis zu erreichen. Dies steht jedoch häufig gerade im Widerspruch zum Wunsch des Patienten, zu einem "normalen" Sonnenverhalten in der Lage zu sein, so daß die Patienten mit einer solchen vorgeschlagenen Verhaltensanpassung allein selten zufriedenzustellen sind.

2.6.1. Topischer UV-Schutz

Zur Optimierung des UV-Schutzes ist es natürlich wünschenswert, das bei dem einzelnen Patienten symptomauslösende UV-Spektrum (UV-A, UV-B, UV-A und UV-B) zu kennen. Da die meisten PLD-Patienten (ca. 90 %) jedoch zumindest auch auf UV-A reagieren, ist es in der Regel sinnvoll, bei der Empfehlung von topischen Lichtschutzpräparaten auf einen hohen UV-A-Lichtschutzfaktor zu achten. Ein UV-B-Schutz ist zur Erzielung des sonnenbrandhemmenden Effekts in den Präparaten sowieso enthalten, wobei aber gleichwohl auf einen höheren UV-B-Lichtschutzfaktor geachtet werden sollte, da ca. 25 % der PLD-Patienten zumindest auch durch UV-B provoziert werden können. Am besten erfüllen den Zweck Lichtschutzmittel mit physikalischen Filtern, sogenannte "Sunblocker" (z.B. mit mikronisierten Titandioxid), die jedoch unter kosmetischen Aspekten durch einen z.T. silberweißen Schimmer auf der Haut häufig durch den Patienten abgelehnt werden. Lichtschutzmittel mit rein chemisch wirksamen Lichtfiltern reichen bei vielen Patienten mit PLD als alleinige Maßnahme nicht aus, d.h. sind nicht geeignet, die Symptomauslösung vollständig zu vermeiden. Präparate mit einer Kombination aus physikalischen und chemischen Lichtschutzfaktoren mögen bei einigen Patienten einen gangbaren Kompromiß mit ausreichender Wirksamkeit und kosmetischer Akzeptanz darstellen.

2.6.2. Topische Antioxidantien

Da das Entstehen von Sauerstoffradikalen in der Haut unter UV-Einstrahlung als ein möglicher pathogenetischer Mechanismus der PLD vermutet wird, wurde kürzlich ein Lichtschutzmittelsystem entwickelt, das die zusätzliche topische Applikation von Antioxidantien eine Woche vor zu erwartender symptomauslösender UV-Exposition bzw. die Beimischung von Antioxidantien zu den Filtersubstanzen zur Anwendung während der UV-Exposition beinhaltet (pH-5-Eucerin-Sun-Sensitive®). Unter Laborbedingungen war die Anwendung geeignet, die Provokation UV-A- bzw. UV-B-induzierter PLD-Herde zu unterdrücken (Abb. 2.12a+b). Über die Feldanwendung liegen bislang keine Daten vor, jedoch werden "Therapieversager" beobachtet.

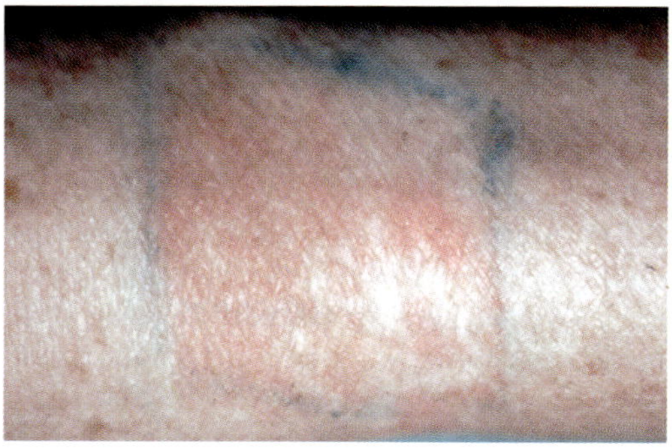

a

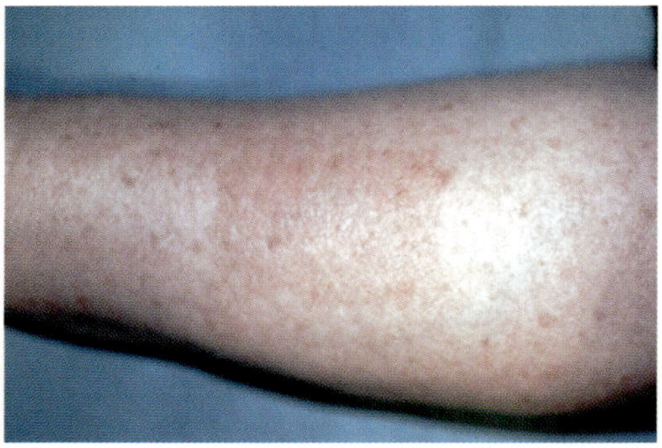

b

Abb. 2.12a+b: Erfolgreiche Prophylaxe einer seltenen nur durch UV-B provozierbaren Polymorphen Lichtdermatose (a). Nach zweiwöchiger topischer Anwendung von Antioxidantien läßt sich nur noch eine physiologische Hyperpigmentierung bei erneuter UV-B-Bestrahlung provozieren (b).

2.6.3. Systemischer UV-Schutz

Als systemisch wirksame UV-Schutzmittel werden Beta-Caroten, Antimalariamittel und Nicotinamid-Präparate verwendet.

In einer placebokontrollierten Studie mit Ketoprofen, Beta-Caroten und Chloroquin fand sich lediglich bei den letzten beiden Substanzen eine schwache Schutzwirkung mit einem auf die auslösende UV-Dosis bezogenen Schutzfaktor von Zwei. Hydroxychloroquin fand sich in einer weiteren placebokontrollierten Studie als signifikant effektiv, mit einem nur etwas größeren Schutzfaktor. Dieser Effekt ist auch mit topisch wirksamen Lichtschutzpräparaten leicht zu erreichen. Beta-Caroten wird bei der PLD bei Erwachsenen in einer Dosis von 50 -200 mg täglich p.o. (z.B. Carotaben®), Chloroquin (Resochin®) und Hydroxychloroquin (Quensyl®) in Tagesdosen von 250 bzw. 200 mg täglich per os eingesetzt. Der Stellenwert von Antimalariamitteln in der Therapie der PLD ist - anders als z.B. beim Lupus erythematodes - eher gering und muß in Relation zu den okulotoxischen Nebenwirkungen (Limitierung der Lebenszeitdosis bei dieser Indikation möglichst auf 100 g = 400 Behandlungstage) gesehen werden.

Eine Theorie zur PLD-Entstehung geht von einem Defekt im Tryptophanstoffwechsel aus, der zur Anhäufung des photosensibilisierenden Metaboliten Kynurensäure in der Haut des Patienten führt. Durch Gabe von Nikotinsäureamid könnte diese Metabolisierung kompetitiv gehemmt werden.

Darüberhinaus wird durch Nikotinsäure das Enzym Histidase im Stratum corneum der Haut stimuliert, was wiederum zur vermehrten Bildung der photoprotektiv wirksamen Urokaninsäure führt. Daher wird Nikotinamid in Dosen von 0,6 bis 3,0 g täglich per os, z.T. in Kombination mit B-Vitaminen oder Folsäure (z.B. merSol-ratiopharm®) zur Prophylaxe der PLD eingesetzt. Es wird empfohlen, die Gabe 3 Tage vor Sonnenexposition zu beginnen und noch 10 Tage nach Expositionsende die Einnahme fortzuführen. Eine Wirksamkeit bei PLD-Patienten wird von mehreren Untersuchern bei bis zu 90 % der Patienten berichtet, wobei jedoch bei kontrollierten Studien der Vergleich mit einer Placebogabe keinen signifikanten Unterschied zeigte.

2.6.4. Systemische immunmodulierende Therapie

Eine systemische immunsuppressive prophylaktische Therapie sollte nur bei schweren, nicht anders befriedigend beeinflußbaren Fällen von PLD mit entsprechendem Leidensdruck des Patienten erwogen werden. Meist besteht die pathologische Lichtempfindlichkeit bei der PLD mehrere Jahrzehnte. Die Risiken einer langjährig wiederholten iatrogene Immunsuppression und anderer möglicher Nebenwirkungen müssen sorgfältig gegenüber der Harmlosigkeit der PLD und der prinzipiellen Möglichkeit der Meidung des auslösenden Agens (z.B. extreme UV-Dosen im Fernurlaub) abgewogen werden.

Ein früher beliebtes Therapiekonzept war - ähnlich wie bei der Pollinosis - die prophylaktische i.m. Injektion eines Depot-Glukokortikosteroides (40 mg Triamcinolon-Kristallsuspension, z.B. Volon-A®-40) vor der UV-Exposition beispielsweise im Fernurlaub. Diese Therapieform ist zweifelsfrei effektiv, allerdings insbesondere bei langjährig wiederholter Anwendung mit dem Risiko von Steroid-Nebenwirkungen auf Haut, Magendarmtrakt und Immunsystem und vor allem der Gefahr des Auftreten einer umschriebenen Fettgewebsatrophie mit bleibender massiver kosmetischer Beeinträchtigung behaftet. Auch eine orale prophylaktische Steroidmedikation von wenigen mg Prednisolonäquivalent täglich während der UV-Exposition ist zwar wirksam, wird jedoch von den Patienten heute eher zögerlich akzeptiert.

Auch die Gabe von Azathioprin (Imurek®) war in untersuchten Einzelfällen prophylaktisch wirksam, sollte prinzipiell aber gleichfalls ansonsten therapeutisch ausgereizten Fällen vorbehalten bleiben.

Ein nicht immunsuppressiver, sondern immunmodulatorischer Therapieansatz ist die Gabe eines zell- und peptidfreien E.coli-Filtrats (Colibiogen®, Synerga®) in der Dosierung von 5 ml entsprechend 10 mg Peptiden ein- bis dreimal täglich. Unter Laborbedingungen erhöhte sich unter diesem Medikament die zur Provokation erforderliche UV-A-Dosis. Placebokontrollierte Feldstudien erbrachten z.T. widersprüchliche Ergebnisse, zumindest in einem Fall jedoch einen signifikanten dem Placebo überlegenen prophylaktischen Effekt.

Kürzlich wurde eine prospektive, randomisierte und gegen Nicotinamid/Folsäure kontrollierte systemische Therapiestudie mit einem lebenden E. coli-Stamm (Mutaflor®) publiziert. Zusätzlich erhielten beide Therapiegruppen ein topisches chemisches Lichtschutzmittel mit UV-B plus UV-A-Filtersubstanzen. Unter Feldbedingungen hatte die Gabe des E. coli-Stammes (tgl. 100 bis 200 mg per os) eine signifikant höhere Wirksamkeit als das Kontrollpräparat.

2.6.5. UV-Therapie

Die prophylaktische UV-Therapie wird einige Wochen vor der zu erwartenden Symptomauslösung beim Patienten eingeleitet, also beispielsweise im Spätwinter oder vor einem geplanten Urlaub. Der Behandlungszeitraum sollte mindestens vier Wochen betragen, wobei wöchentlich möglichst 3 bis 4 Bestrahlungen durchgeführt werden. Die Wirkmechanismen der UV-Prophylaxe der PLD sind nicht eindeutig geklärt. Denkbar wäre neben dem Aufbau der UV-Schutzmechanismen der Haut (Lichtschwiele, Pigmentierung) auch eine immunsuppressive Wirkung oder ein immunmodulierender Effekt im Sinne einer "Hyposensibilisierung". Im Prinzip wird vermutlich der von den meisten Patienten beobachtete Gewöhnungseffekt (Hardening-Phänomen) im Jahresverlauf durch diese Therapieform nachgeahmt. Natürlich ist anzustreben, die Auslösung von PLD-Symptomen durch die prophylaktische UV-Therapie zu vermeiden. Wegen dieser Unsicherheit über den Wirkmechanismus sind verschiedene UVtherapeutische Ansätze denkbar: Therapie mit dem auslösenden Spektrum (Inhibitionsspektrum = Aktionsspektrum), Therapie mit dem nichtauslösenden Spektrum (Inhibitionsspektrum ≠ Aktionsspektrum) oder eine intensive immunsuppressiv wirkende Photochemotherapie. Vor Einleitung einer rationalen prophylaktischen UV-Therapie wäre es aber in jedem Falle gut zu wissen, auf welche UV-Anteile und welche Dosen der Patient reagiert. Dies sollte durch eine vorherige Erythemschwellenbestimmung und anschließende UV-Provokationstestung geklärt werden.

Behandelt wird, anders als beispielsweise bei der Psoriasis, mit deutlich suberythematogenen Dosen. Einheitliche Behandlungs- und Dosierungskonzepte fehlen bis heute. Manche Autoren beginnen die Therapie mit bis zu 70 % der individuellen MED bzw. MPD. Hierbei ist jedoch mit unerwünschter Symptomauslösung zu rechnen. Initial sollte höchstens 1/3 der MED bzw. MPD, d.h. maximal etwa 0,5 bis 1,5 J/cm^2 UV-A (bei PUVA) bzw. etwa 0,015 bis 0,040 J/cm^2 UV-B gegeben, und die Dosis bei guter Verträglichkeit maximal um 10 % bis 15 % pro Sitzung gesteigert werden. Unter diesen Schemata kommt es aber noch in bis zu 50 % zur Auslösung von PLD-Symptomen. Will man eine passagere milde Symptomauslösung möglichst ganz vermeiden, sollte noch wesentlich vorsichtiger begonnen werden (vergleiche Abschnitt 1.3.2.1.).

Bei der Anwendung von UV-B wurde bei 62 % der Fälle eine komplette Schutzwirkung angegeben. In einer direkten doppelblinden Vergleichsstudie zwischen PUVA und UV-B war letztere Therapieform allerdings unterlegen. Die meisten Erfahrungen liegen mit Breitband UV-B-Strahlern vor, jedoch wurde auch ein guter Effekt von 311 nm - UV-B berichtet, der mit dem einer PUVA-Therapie vergleichbar sei. Auch eine Behandlung mit UV-A oder eine Kombinationsbestrahlung mit UV-A + UV-B wird von einigen Autoren favorisiert, wobei Vergleichsstudien fehlen.

Bei Durchführung einer Photochemotherapie (PUVA), die bislang klassischerweise als orale Therapie durchgeführt wird, wurde eine prophylaktische Wirksamkeit mit zumindestens deutlicher Besserung der Symptomatik in 90-97 % der behandelten Fälle erreicht, wobei etwa zwei Drittel der Patienten eine komplette Schutzwirkung angaben.

Möglicherweise läßt sich eine initial nicht befriedigende Schutzwirkung durch wiederholte Anwendung der UV-Therapie in zumindestens zwei darauf folgenden Jahren weiter steigern. Erst bei mangelndem Erfolg auch im dritten Jahr wäre dann eine Fortsetzung der Therapie nicht mehr gerechtfertigt. Die UV-Therapie sollte gegebenenfalls mit weiteren prophylaktischen Maßnahmen, insbesondere der topischen Anwendung von Lichtschutzmitteln kombiniert werden.

Im Prinzip wird die Behandlung bei gutem Ansprechen alljährlich über einen Zeitraum von vielen Jahren durchzuführen sein. Von daher sind auch mögliche Langzeitnebenwirkungen zu berücksichtigen. Von diesem Aspekt aus erscheint es sinnvoll, primär über drei Jahre einen Behandlungsversuch mit UV-B zu machen, und erst bei unzureichender Wirkung mit PUVA zu therapieren. Hierfür spricht auch die aufwendigere Anwendung (u.a. 8-stündiges Tragen einer Spezial-UV-A-Schutzbrille) und die möglichen Akutnebenwirkungen (v.a. Nausea) einer oralen Photochemotherapie. Die letztgenannten praktischen Probleme einer PUVA-Therapie ließen sich jedoch bei Durchführung als Bade-PUVA deutlich verringern. Über deren Wirksamkeit bei der PLD liegen jedoch bislang wenig Erfahrungen vor.

2.7. Sonderformen und verwandte Erkrankungen

2.7.1. Aktinische Prurigo

Es besteht im Schrifttum eine Kontroverse, ob dieses Krankheitsbild eine eigenständige Erkrankung oder nur eine Sonderform der PLD (papulovesikulöser Typ) darstellt. Für diese Erkrankung werden u.a. folgende Besonderheiten beschrieben: Beginn vor der Pubertät ab dem 6. Lebensjahr mit halbkugeligen geröteten Knoten mit Vesiculae, Mitbefall nicht-lichtexponierter Areale (z.B. Gesäß) und des Gesichts, sowie Hautveränderungen auch im Winter. Eine Mitbeteiligung der Konjunktiven und eine Cheilitis kommen vor. Die Erkrankung bildet sich häufig im Erwachsenenalter spontan zurück. Histologisch wird zusätzlich zu den PLD-typischen Veränderungen eine verstärkte Orthokeratose, Akanthose und Hypergranulose der

Epidermis beschrieben. Eine Provokationstestung von Ekzemmorphen oder Knoten mit UV-A und/oder UV-B gelingt in der Mehrzahl der Fälle. Die Akuttherapie besteht in der Anwendung von Kortikosteroiden in Creme- oder Salbengrundlage. Eine prophylaktische UV-B-Therapie mit Breitspektrum- oder 311 nm- Strahlern war in 6 untersuchten Fällen gut wirksam, hatte jedoch bei den meisten Patienten eine passagere Symptomauslösung als Nebenwirkung zur Folge. Bei weiteren 5 Patienten wurden mit oraler PUVA-Therapie über insgesamt 15 Wochen ein gutes Ansprechen beschrieben, wobei keine passagere Symptomprovokation aufgetreten sei.

2.7.2. Indian summer Prurigo

Bei den nord- und südamerikanischen Indianern und Eskimos wird eine Variante der PLD bzw. der aktinischen Prurigo beschrieben, die durch eine Heredität von 45 % bis 75 % gekennzeichnet ist. Eine dominante Vererbung mit unterschiedlicher Expressivität wird vermutet. Die Hautveränderungen treten häufig bereits im Kleinkindalter auf und sind vor allem durch plaqueartige, papulöse, prurigoartige aber auch ekzematöse Herde gekennzeichnet, wobei letztere teilweise zusätzlich bestehen. Diese weisen auch histologisch Bezüge zu anderen Ekzemformen auf. Die Erkrankung persistiert meist bis weit in das Erwachsenenalter hinein oder manifestiert sich auch erst so spät.

2.7.3. Hydroa vacciniformia

Die Hydroa vacciniformia (oder vaccineforme) beginnt vorzugsweise in der Kindheit und klingt im Erwachsenenalter spontan ab. Anders als bei der PLD erkranken vorzugsweise männliche Patienten. Nach Insolation kommt es vor allem im Gesichts-, Brust-, Unterarm- und Handrückenbereich zum Auftreten von Papulovesikeln, die in serös-hämorrhagische Blasen mit Nekrose der Epidermis übergehen, was zu pockenartigen Narben führt, die der Krankheit ihren Namen geben (Abb. 2.13.).

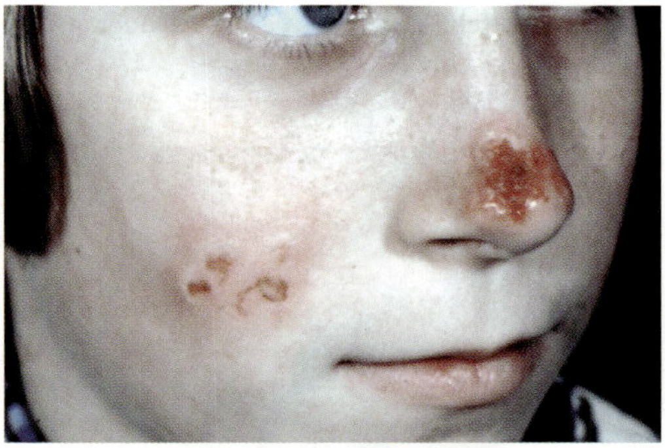

Abb. 2.13: Hydroa vacciniformia.

Selten kommen auch eine Augenbeteiligung oder fieberhafte Allgemeinbeschwerden vor. Histologisch findet sich eine fokale Nekrose der Epidermis mit intraepidermalen Blasenspalt, angefüllt mit Lymphozyten sowie eine perivaskuläre nekrotisierende Entzündung. In den meisten Fällen können durch eine wiederholte UV-A-Provokation (z.B. 3 x 35-75 J/cm^2 UV-A1) typische Herde ausgelöst werden. Zur Behandlung frischer Läsionen können Kortikoidcremes mit Antiseptikazusatz (z.B. Nerisona-Creme), evtl. auch Farbstoffe topisch angewendet werden. Die Prophylaxe ist schwieriger als bei der klassischen PLD. Die prophylaktische UV-Therapie mit UV-B scheint sowohl mit Breitband-, als auch 311 nm- Strahlern in der Mehrzahl der Fälle erfolglos zu sein. Dagegen wurden unter oraler PUVA-Therapie bessere Erfolge beobachtet, meist kam es jedoch nur zu einer Abschwächung der Symptome, nicht zu einer völligen Verhinderung des Auftretens bzw. Wiederaufflammens der Herde. Eine systemische Therapie mit Beta-Caroten, Pyridoxin, Chloroquin, Cyclosporin A oder, als Ultima Ratio, Thalidomid kann erwogen werden, da positive Einzelfallergebnisse beschrieben wurden.

2.7.4. Frühlingsperniosis

Bei der Frühlingsperniosis oder Frühlingslichtdermatose handelt es sich gleichfalls um eine Erkrankung, die vorwiegend im Kindesalter vom 3. bis 12. Lebensjahr auftritt. Ebenfalls erkranken fast nur männliche Patienten. Typischerweise kommt es im Anschluß an die erste intensivere Insolation im Frühjahr zu stecknadelkopf- bis bohnengroßen weißlich-gelblichen, derben Papeln oder gelegentlich auch Papulovesikeln auf erythematösem Grund, an der Oberseite der Helices, gelegentlich auch an anderen Partien des Gesichtes oder an den Handrücken (Abb. 2.14).

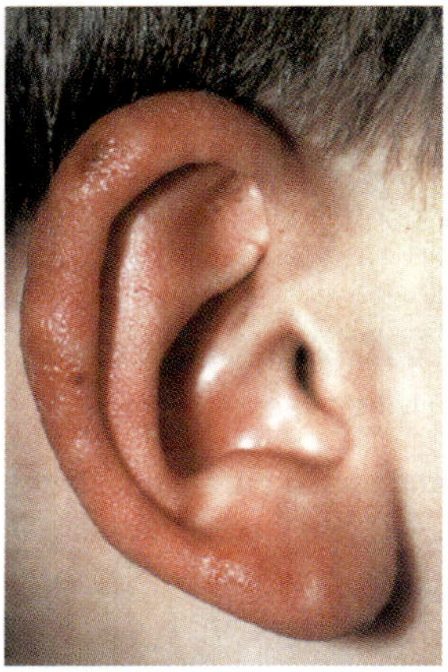

Abb. 2.14: Frühlingsperniosis.

Die Hautveränderungen jucken häufig und heilen narbenlos gelegentlich mit Hyper- oder Hypopigmentierung ab. Manchmal treten im Verlauf des Jahres weitere Schübe bis in den Herbst hinein auf. Histologisch ist die Erkrankung durch ein massives lymphozytäres Infiltrat und Ödem im Corium gekennzeichnet, wobei suprabasiläre spongiotische Spalt- bis Bläschenbildungen mit lymphozytärem Inhalt und hydropische Verquellung und Nekrosen im Bereich der basalen Zellschicht der Epidermis vorkommen. Ansonsten fehlen epidermale Veränderungen. Das histologische Bild ähnelt also dem der Polymorphen Lichtdermatose. Die Erythemschwellen für UV-A und UV-B sind normal und eine UV-Provokation auch in den Prädilektionsstellen gelang bislang nicht. Therapeutisch werden lokale Kortikosteroide in Cremegrundlage angewandt, prophylaktisch empfiehlt sich, die Haare länger wachsen zu lassen, so daß sie die Helices bedecken.

2.7.5. Exkurs: "Mallorca-Akne"

Dieses Krankheitsbild, auch als Akne aestivalis bezeichnet, stellt keine Lichtdermatose im eigentlichen Sinne dar. Typisch ist das Auftreten monoformer akneiformer, follikulär gebundener Papeln, gelegentlich kommen auch Komedonen und Pusteln im Wangen-, Hals-, Schulter- sowie Stammbereich vor, nachdem sich die Patienten nach Anwendung eines topischen Lichtschutzpräparates der Sonne aussetzen (Abb. 2.15). Die Symptome ähneln klinisch und histologisch einer Steroidakne. Vermutlich spielt die UV-Strahlung selbst keine Rolle bei der Symptomentstehung, sondern in den Lichtschutzmitteln enthaltene Emulgatoren, Fette und sonstige Zusatzstoffe, möglicherweise in Verbindung mit einem Wärmestau und vermehrtem Schwitzen, sind anzuschuldigen. Wenn dann künftig emulgatorenfreie oder fettfreie Lichtschutzmittel (z.B. Gele) verwendet werden, kommt es meist nicht mehr zum Auftreten dieser Hautveränderungen.

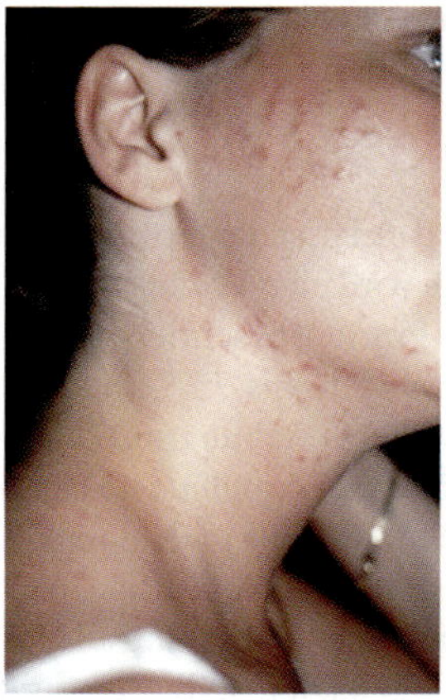

Abb. 2.15: "Mallorca-Akne".

Lichturtikaria

3. Lichturtikaria

3.1. Epidemiologie

Obwohl das Thema Lichturtikaria in der Literatur bisher nicht unter den Gesichtspunkten einer epidemiologischen Studie bearbeitet worden ist, herrscht aufgrund klinischer Erfahrungen im allgemeinen Einigkeit darüber, daß man die Lichturtikaria insgesamt als eine nur selten vorkommende Erkrankung einstufen kann. Vor dem Hintergrund der fehlenden statistischen Daten ist man bei den Aussagen zur Epidemiologie der Lichturtikaria auf die Anzahl der Publikationen, auf die Auswertung ätiologischer Untersuchungen zur Häufigkeit und Verteilung der einzelnen Urtikariaformen und auf allgemeine Schätzungen angewiesen. Nach der Erstbeschreibung einer Lichturtikaria 1904 durch Merklen wurden bis zum Ende der 80er Jahre weltweit etwas mehr als 100 Fälle publiziert. Abgesehen von einzelnen Studien zur Pathogenese, Klassifikation oder Therapie der Lichturtikaria, bei denen kleinere Patientenkollektive untersucht oder die Befunde der Patienten anhand der Literatur zusammengestellt wurden, sind auch in den letzten 2 Jahrzehnten überwiegend nur kasuistische Beiträge zum Thema veröffentlicht worden. Ein weiterer Hinweis, mit dem ebenfalls das seltene Vorkommen der Lichturtikaria begründet werden kann, zeigt sich bei der Analyse ätiologischer Untersuchungen über die verschiedenen Urtikariaerkrankungen, insbesondere über die physikalischen Urtikariaformen, zu denen auch die Lichturtikaria gezählt wird. Bei 200 Patienten mit einer chronischen Urtikaria konnten Wallenstein und Kersten bei 64 Patienten eine physikalisch bedingte Urtikaria diagnostizieren, wobei sich nur bei einem Patienten eine Lichturtikaria nachweisen ließ. Wüthrich und Häcki-Herrmann fanden bei einer retrospektiven Studie anhand der Krankengeschichten von 316 Urtikariapatienten 48 Fälle mit einer physikalischen Ätiologie. Innerhalb dieser Gruppe waren 2 Patienten an einer Lichturtikaria erkrankt. Ebenfalls 2 Patienten mit einer Lichturtikaria beobachteten auch Illig und Kunick in einer Gruppe von 152 Patienten, bei denen verschiedene Formen der physikalischen Urtikaria durch Testungen provoziert werden konnten. Betrachtet man die Lichturtikaria ausschließlich innerhalb der Gruppe der physikalischen Urtikariaformen, so ergibt sich für die Lichturtikaria auf der Grundlage der zitierten Untersuchungen eine Häufigkeit zwischen 1,3 und 4,2 %. Unabhängig von der jeweiligen Ätiologie leiden nach vorsichtigen Schätzungen ca. 1,3 % der Bevölkerung an einer Urtikariaerkrankung. Zum prozentualen Anteil der physikalischen Urtikariaformen an allen Urtikariaerkrankungen finden sich in der Literatur Angaben zwischen 12 und 32 %. Auf der Grundlage dieser Daten könnte man in Deutschland bei 80 Millionen Einwohnern hypothetisch von 1.600-14.000 Fällen einer Lichturtikaria ausgehen. Damit wäre sie einerseits zwar eine seltene Erkrankung, andererseits jedoch keineswegs eine Rarität, mit der man in der Praxis nicht zu rechnen hätte. Als Fazit bleibt letztendlich festzustellen, daß statistisch exakte Aussagen zur Morbidität der Lichturtikaria zur Zeit nicht zur Verfügung stehen.

Dies gilt darüber hinaus auch für andere epidemiologische Aspekte der Erkrankung. So wird im allgemeinen davon ausgegangen, daß Frauen häufiger als Männer an einer Lichturtikaria erkranken. Unterstützt wird diese These durch die Untersuchungen von Yamazaki et al. und Ive et al. In einer Gruppe von 17 japanischen Patienten, deren Befunde die Arbeitsgruppe von Yamazaki anhand der Literatur zusammenstellen konnte, waren 12 Frauen und 5 Männer an einer Lichturtikaria erkrankt. Die jüngste Patientin war zum Zeitpunkt der Diagnose 4, der älteste Patient 67 Jahre alt gewesen. In welchem Lebensjahr die Symptome bei den einzelnen Patienten erstmals auftraten, ist hingegen nicht dokumentiert worden. Zum Zeitpunkt der Diagnose waren die meisten Patienten jedoch jünger als 45 Jahre. Daß die Lichturtikaria im Gegensatz zu anderen Lichtdermatosen keine Erkrankung des höheren Lebensalters ist, zeigen auch die Untersuchungen von Ive et al. Bei den ebenfalls 17 Patienten, die von den Autoren jedoch selbst untersucht worden waren, fand sich neben einer Geschlechtsverteilung von 10:7 zugunsten der Frauen ein mittleres Erkrankungsalter von 29,7 ± 9,9 Jahren. Darüber hinaus ist der Untersuchung von Ive et al. zu entnehmen, daß die Lichturtikaria vermutlich ein Krankheitsbild darstellt, das über viele Jahre und Jahrzehnte persistieren kann. Bei mindestens 7 Patienten der Gruppe bestand die Erkrankung länger als 10 Jahre. Eine spontane Abheilung der Lichturtikaria scheint nur in Ausnahmefällen vorzukommen. Ferguson konnte bei 26 Patienten lediglich 2 entsprechende Verläufe beobachten.

Assoziierte Erkrankungen sind bei der Lichturtikaria nur selten beschrieben worden. Vereinzelt wurde über zusätzlich bestehende physikalische Urtikariaformen berichtet. Die Koinzidenz einer Lichturtikaria mit einem Lichen ruber dürfte ein zufälliges Ereignis gewesen sein. Hinweise für ein gehäuftes Vorkommen der Lichturtikaria bei Atopie sind in der Literatur nicht vermerkt worden.

3.2. Pathogenese

Die typische klinische Symptomatik und zahlreiche experimentelle Befunde haben zur Entwicklung der inzwischen allgemein anerkannten These geführt, die Lichturtikaria in der Mehrzahl ihrer Fälle pathogenetisch als allergische Sofortreaktion einzuordnen. Daneben sind grundsätzlich jedoch auch andere, möglicherweise zusätzlich bestehende pathogenetische Mechanismen vorstellbar. Bei der allergischen Soforttypreaktion wird die Existenz eines Präkursor-Moleküls im Bereich der Dermis postuliert. Durch den Einfluß elektromagnetischer Strahlungsenergie auf die Molekularstruktur des Präkursors kommt es zu dessen Umwandlung in ein immunologisch wirksames Photoallergen. Im Falle einer eintretenden Sensibilisierung werden die entstehenden spezifischen IgE-Antikörper an Oberflächenstrukturen der Mastzellen gebunden. Nach Abschluß der Sensibilisierungsphase führen erneute Lichtexpositionen der Haut zu nun oberflächlich gebundenen Antigen-Antikörper-Reaktionen, in deren Folge die Mastzellen degranulieren (Abb. 3.1).

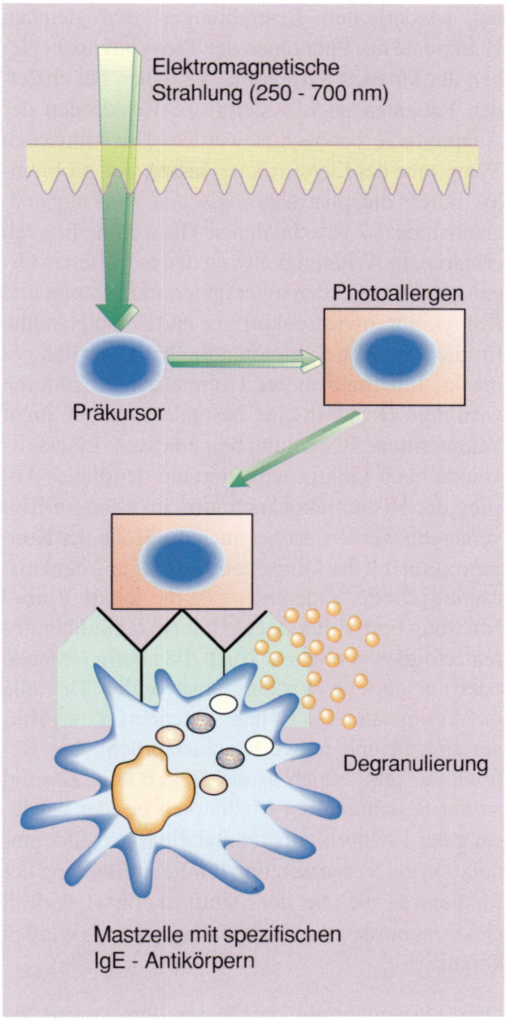

Abb. 3.1: Pathogenese der Lichturtikaria: Unter Einwirkung von UV- und sichtbarer Strahlung entsteht in der Haut des Patienten aus einem nichtallergenen Präkursor durch photochemische Reaktionen ein Soforttyp-Photoallergen. Dies führt nach erfolgter Sensibilisierung bei erneutem Kontakt mit Mastzellen, die photoallergenspezifische IgE-Moleküle auf ihren Fc*E*-Rezeptoren tragen, zu deren Degranulation mit Freisetzung u.a. von Histamin.

Die freigesetzten Mediatoren verursachen die klinischen Symptome der Lichturtikaria. Die dargestellte Konzeption einer IgE-vermittelten allergischen Soforttypreaktion beruht zunächst auf dem klinischen Bild der Erkrankung. Im Bereich lichtexponierter Hautareale entwickeln sich unmittelbar, d.h. typischerweise innerhalb weniger Minuten nach der Bestrahlung, juckende Urticae, die einige Stunden persistieren. Die Lichturtikaria zeigt bei wiederholten Bestrahlungen der gleichen Hautareale das Phänomen der Tachyphylaxie. Neben der kutanen Symptomatik können bei einzelnen Patienten auch systemische Reaktionen der Anaphylaxie beobachtet werden. Die klinischen Symptome der Lichturtikaria lassen sich problemlos durch die pharmakologischen Wirkungsmechanismen der verschiedenen Mastzellmediatoren erklären. In Abhängigkeit von den betroffenen Organsystemen werden unter anderem Histamin und Bradykinin sowie Leukotriene und Prostaglandine für die jeweilige Symptomatik verantwortlich gemacht. Innerhalb dieser Gruppe der Mediatoren wird dem Histamin eine besondere, jedoch nicht unumstrittene Bedeutung beigemessen. Einerseits konnte nach Lichtprovokation ein deutlicher Anstieg der Histaminkonzentration im venösen Blut gemessen werden, wobei auch die Höhe der Konzentration mit der klinischen Ausprägung der Urticae korrelierte, andererseits ist die lokale Vorbehandlung bestrahlter Areale mit Histaminliberatoren erfolglos geblieben. Auch die häufig fehlende oder nur geringe Wirkung einer oralen Therapie mit Antihistaminika ist hier zu nennen. Trotz offener Fragen und teilweise widersprüchlicher Befunde besteht jedoch grundsätzlich kein Zweifel an der Bedeutung der Mediatoren bei der Auslösung der Lichturtikaria, zumal die Mastzelldegranulation als Voraussetzung für die Freisetzung der Mediatoren auch bei der Lichturtikaria wiederholt elektronenmikroskopisch nachgewiesen werden konnte.

Die Degranulierung der Mastzellen, soweit sie IgE-vermittelt auf einem immunologischen Mechanismus beruht, setzt bei der Lichturtikaria die Existenz eines Photoallergens voraus. Das Allergen entsteht im Bereich der Dermis aus einem Präkursor-Molekül, wobei die elektromagnetische Strahlungsenergie für die chemische Umwandlung der Molekularstruktur verantwortlich ist. Das Präkursor-Molekül bzw. das Photoallergen findet sich als sogenannter Serumfaktor auch im Serum oder Plasma der meisten, jedoch nicht aller Patienten. Der experimentelle Nachweis eines Photoallergens erfolgte erstmals 1977. Horio und Minami gelang die Provokation von Urticae bei einem Patienten mit Lichturtikaria durch intrakutane Injektion seines eigenen Serums, das zuvor in vitro einer Bestrahlung ausgesetzt worden war. Bei gesunden Probanden konnten hingegen keine Reaktionen durch Injektion des bestrahlten Serums ausgelöst werden. Diese Befunde wurden unter anderem von Kojima et al. anhand kleinerer Patientengruppen bestätigt. In der Folgezeit ersetzte dieser Test der autologen Provokation die früher zur Diagnostik und Klassifikation der Lichturtikaria verwendeten Prausnitz-Küstner-Versuche. Der passive und der inverse Transfertest nach Prausnitz-Küstner, die zum Nachweis übertragbarer Antikörper benutzt wurden, führten bei der Lichturtikaria zu sehr unterschiedlichen Ergebnissen. So konnten z.B. Tödt und Jung nur bei 3 von 6 Testpersonen positive Reaktionen durch das gleiche Serum eines Lichturtikariapatienten auslösen. Heute sind diese Testungen auch im Hinblick auf die Übertragbarkeit viraler Infektionen obsolet. Nachdem durch die Untersuchungen von Horio und Minami die Existenz eines Serumfaktors bei Patienten mit Lichturtikaria nachgewiesen werden konnte, sind bis heute mit Hilfe der Gelfiltration verschiedene Photoallergene beschrieben worden, die sich vor allem in ihrem Molekulargewicht unterscheiden. Dies erklärt möglicherweise die Tatsache, daß zur Auslösung der Lichturtikaria bei den Patienten sehr unterschiedliche Aktionsspektren notwendig sind. Bei einzelnen Patienten reicht das auslösende Aktionsspektrum vom UV-C-Bereich bis hin zum sichtbaren Licht. Die Mehrzahl der Patienten reagiert jedoch im UV-A-Bereich oder ist nur gegen Wellenlängen des sichtbaren Lichtes empfindlich. Gelegentlich wurden Patienten beschrieben, bei denen es im Laufe ihrer Erkrankung zu einem Wechsel der Aktionsspektren gekommen war.

Zusammenfassend unterscheiden sich Patienten mit einer Lichturtikaria durch den Nachweis eines Photoallergens im autologen Provokationstest, durch die Ergebnisse der Transfertestungen und durch die auslösenden Aktionsspektren. Auf der Grundlage dieser pathogenetischen Unterschiede sind verschiedene Klassifikationen der Lichturtikaria erarbeitet worden.

Unter Betonung der Aktionsspektren konzipierten Harber et al. eine Einteilung der Lichturtikaria in 6 Typen, während Ive et al. eine Einteilung in 4 Typen vorschlugen. Beide Konzeptionen haben sich nicht bewährt, da zahlreiche später beobachtete Patienten aufgrund ihrer Befunde nicht in die Schemata eingeordnet werden konnten.

Eine neuere Klassifikation von Leenutaphong et al. postuliert nur noch 2 verschiedene Formen der Lichturtikaria. Beim Typ 1 bildet sich unter dem Einfluß der Bestrahlung ein nur für die betroffenen Patienten spezifisches Photoallergen, während beim Typ 2 ein spezifischer IgE-Antikörper gebildet wird, der sich gegen ein Photoprodukt richtet, das bei jedem Menschen infolge einer Bestrahlung gebildet wird.

3.3. Klinik

Im täglichen Leben wird die Lichturtikaria bei der Mehrzahl der Patienten durch das natürliche Sonnenlicht ausgelöst. Seltener und in Abhängigkeit vom Aktionsspektrum der jeweiligen Patienten können auch künstliche Lichtquellen, wie z.B. Sonnenliegen oder Halogenlampen, eine Exazerbation auslösen. Bei Sonnenlichtexposition ist die Reaktionszeit kurz und beträgt häufig nur wenige Minuten, während bei künstlichen Lichtquellen bisweilen deutlich längere Provokationszeiten vorliegen müssen. Viele Patienten zeigen anfänglich ein juckendes oder auch brennendes Erythem mit erst nachfolgender Ausbildung von Urticae. Die Rückbildungszeit der urtikariellen Komponente ist direkt abhängig von der Länge der Expositionszeit. Kommt es zu einer Unterbrechung der Lichtexposition, bildet sich die urtikarielle Komponente gewöhnlich innerhalb von 20 - 30 Minuten zurück. Nur selten beträgt die Rückbildungszeit 1 - 2 Stunden. Das anschließend klinisch noch sichtbare posturtikarielle Erythem kann in Einzelfällen viele Stunden persistieren. Wird die im allgemeinen kurze Phase der urtikariellen Reaktion vom Patienten übersehen oder stellt er sich erst zu einem späteren Zeitpunkt vor, kann es aufgrund des dann noch vorhandenen klinischen Befundes schwierig sein, das posturtikarielle Erythem einer Lichturtikaria von einer Dermatitis solaris differentialdiagnostisch abzugrenzen. Postinflammatorische Pigmentierungen, Erosionen oder Narben gehören nicht zur klinischen Morphologie der Lichturtikaria. Die kutane Symptomatik der Lichturtikaria beschränkt sich streng auf die jeweils bestrahlten Hautareale. Das Phänomen der allergischen Streuung ist in der uns zur Verfügung stehenden Literatur nicht beschrieben worden. Bei generalisiert auftretender Lichturtikaria bestand bei den Patienten immer eine entsprechende Exposition, z.B. in Form eines Sonnenbades oder eines Aufenthaltes in einem Sonnenstudio. Ein weiteres interessantes Merkmal der Lichturtikaria ist die Beobachtung, daß üblicherweise durch Kleidung geschützte Hautareale eine stärkere Empfindlichkeit aufweisen als chronisch lichtexponierte Regionen der Haut. Hierbei handelt es sich möglicherweise um eine natürliche Form der Tachyphylaxie. Darüber hinaus variiert die Lichtempfindlichkeit interindividuell. Bei einigen Patienten reicht bereits diffuses Tageslicht aus, um eine Reaktion zu provozieren, bei anderen zeigt sich die Lichturtikaria erst bei direkter und intensiver Sonnenbestrahlung. In Abhängigkeit von der individuellen Lichtempfindlichkeit besteht bei einigen Patienten eine ganzjährige Symptomatik, während andere Patienten im Herbst und Winter weitgehend erscheinungsfrei werden. Aber auch das jeweils auslösende Aktionsspektrum ist für die Lebensqualität der Patienten von Bedeutung. Neben der Provokation durch direktes Sonnenlicht wird die Lichturtikaria bei einem entsprechenden Aktionsspektrum auch durch fensterglasgefiltertes Sonnenlicht ausgelöst. Dies führt bei den betroffenen Patienten zu einer weiteren Einschränkung ihrer Bewegungsfreiheit, da es auch bei einer Autofahrt zur Entwicklung von Symptomen kommen kann. Unfälle im Straßenverkehr sind im Zusammenhang mit einer Lichturtikaria beschrieben worden.

Die klinische Morphologie der Urticae ist bei Patienten mit einer Lichturtikaria weitgehend identisch. Dabei zeigen sie üblicherweise bis münzgroße Urticae, die von einem mehrere cm großen Reflexerythem umgeben sind (Abb. 3.2a-c).

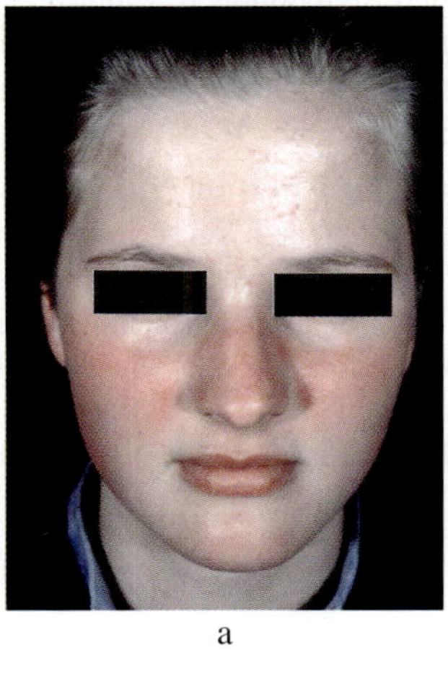

a

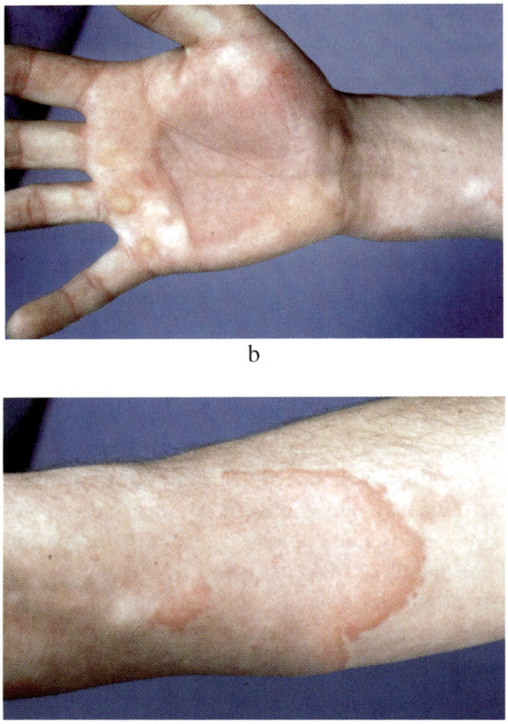

b

c

Abb. 3.2a-c: Lichturtikaria nach Sonnenlichtexposition.

Ganz vereinzelt wurden jedoch auch Patienten beschrieben, bei denen linsen- bis stecknadelkopfgroße Urticae auftraten, wie sie für die cholinergische Urtikaria typisch sind. Neben der kutanen Symptomatik entwickeln einzelne Patienten anaphylaktische Reaktionen. Hierzu zählen Übelkeit, Cephalgien, Schwindel, Kreislaufreaktionen bis zu Bewußtlosigkeit und Atemnot. Neben einer ausgeprägten individuellen Empfindlichkeit ist eine großflächige oder sehr intensive Bestrahlung Voraussetzung für das Auftreten dieser anaphylaktischen Symptome.

Als klinische Sonderform der Lichturtikaria wurde bei einzelnen Patienten ein fixiertes Verteilungsmuster der Urticae beschrieben. Bei diesen Patienten treten die Urticae auch bei Ganzkörperbestrahlung immer nur in exakt den selben Lokalisationen auf. In Anlehnung an das fixe Arzneimittelexanthem wurde für diese Entität der Begriff fixe Lichturtikaria geprägt.

3.4. Diagnostik

Im allgemeinen stellen sich Patienten mit einer Lichturtikaria ohne einen dermatologisch verwertbaren klinischen Befund vor. Damit gewinnt die Anamnese entscheidend an Bedeutung, wobei man sich jedoch keineswegs darauf verlassen kann, daß den Patienten besonders in der Anfangsphase der Erkrankung der Zusammenhang zwischen der Lichtexposition und dem Auftreten der Dermatose bewußt ist. Andererseits ist die Lichturtikaria in ihrer Symptomatik so typisch, daß man durch eine gezielte Anamnese die klinischen Merkmale der Erkrankung sicher erfragen kann. Ergeben sich anamnestische Hinweise für das Vorliegen einer Lichturtikaria, ist die Diagnose durch Phototestungen zu bestätigen. Da chronisch lichtexponierte Hautareale häufig eine geringere Lichtempfindlichkeit und damit verbunden eine erhöhte Urtikariaschwelle aufweisen, sollten alle Phototestverfahren grundsätzlich an nicht chronisch sonnenlichtexponierter Haut durchgeführt werden, z.B. im Bereich der Glutealregion. Als erste photodiagnostische Maßnahme erfolgt bei der Lichturtikaria die Durchführung einer Erythemschwellenbestimmung für UV-A und UV-B (Lichttreppe) mit Sofortablesung. Kommt es hierbei zur Entwicklung typischer Urticae, ist die Diagnose einer Lichturtikaria gesichert (Abb. 3.3).

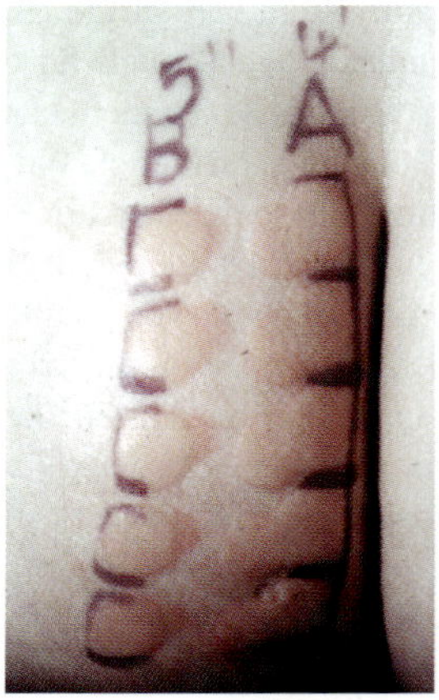

Abb. 3.3: Lichturtikaria: Urtikarielle Reaktionen bei Sofortablesung einer Erythemschwellenbestimmung auf UV-A- und UV-B-Strahlung jeweils bereits nach nur Sekunden dauernder Einwirkungszeit.

Gleichzeitig kann auch eine erste orientierende Einschätzung vorgenommen werden, welchen Abschnitten des elektromagnetischen Spektrums die auslösenden Wellenlängen zugeordnet werden können. Dabei kann dieses Aktionsspektrum individuell sehr unterschiedlich sein. Bei einzelnen Patienten reicht das Aktionsspektrum vom UV-C-Bereich bis zum sichtbaren Licht, andere Patienten zeigen nur in umschriebenen Abschnitten des elektromagnetischen Spektrums eine positive Reaktion. Da bei exakter Diagnostik zahlreiche Phototestungen notwendig sind, sollte die Fläche der Testfelder nicht zu groß gewählt werden. In der Praxis bewährt haben sich Testfelder einer Größe von bis zu 2 x 2 cm. Neben dem UV-A- und dem UV-B-Bereich wird bei der Lichturtikaria routinemäßig auch sichtbares Licht getestet. Hierzu verwendet man herkömmliche Diaprojektoren mit einem Klarglasdia in ca. 15 cm Abstand von der Hautoberfläche. Die Belichtungszeit des Testfeldes beträgt 20 Minuten (Abb. 3.4).

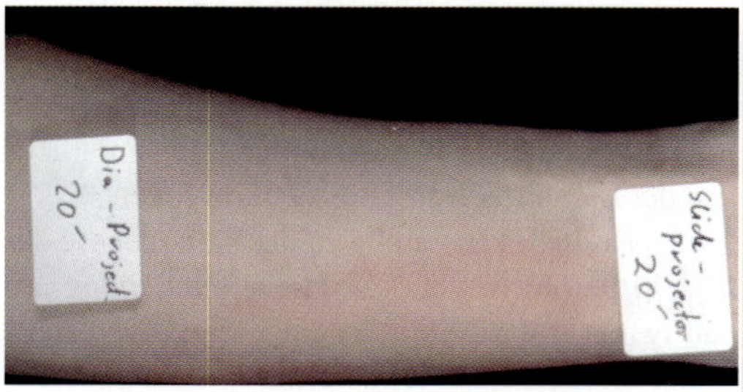

Abb. 3.4: Lichturtikaria: Urtikarielle Reaktion bei Sofortablesung nach 20-minütiger Belichtung mit dem Diaprojektor.

Im UV-A-Bereich werden Dosen zwischen 0,7 und 30 Joule/cm^2 appliziert, während bei den UV-B-Testungen 0,0125 bzw. 0,250 J/cm^2 gegeben werden. In Einzelfällen kann die geringste auslösende Dosis, die auch als minimale Urtikariadosis bezeichnet wird, deutlich niedriger oder höher liegen. Will man über die beschriebene, groborientierende Bestimmung des Aktionsspektrums hinaus eine exaktere Einordnung der auslösenden Wellenlängen vornehmen, ist dies nur mit Hilfe eines Monochromators möglich. Zwischen 250 und 700 nm werden die Testungen hierbei in Einzelschritten mit einem Intervall von jeweils 10 bis 30 nm vorgenommen. Nach Bestimmung des Aktionsspektrums und der minimalen Urtikariadosis kann das Phänomen der Photoinhibition geprüft werden (Abb. 3.5a+b).

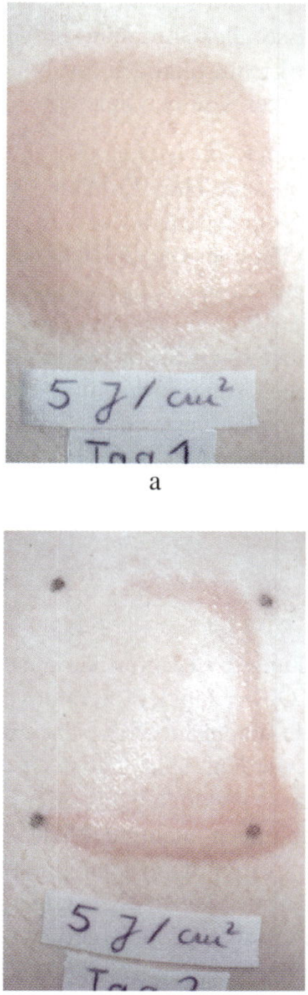

Abb. 3.5a+b: Lichturtikaria: Refraktärzeit der urtikariellen Sofortreaktion: 24 Stunden nach Urtikariaauslösung mittels UV-A läßt sich nur noch im unbelichteten Randbereich erneut eine urtikarielle Reaktion mit der gleichen Dosis auslösen.

Bei einzelnen Patienten kann die zusätzliche Exposition der Testareale mit Wellenlängen außerhalb des eigentlichen Aktionsspektrums dazu führen, daß die Lichturtikaria durch das Aktionsspektrum selbst nicht mehr auslösbar ist. Abgesehen von wenigen Ausnahmen sind die inhibierenden Wellenlängen größer als die auslösenden Wellenlängen des Aktionsspektrums. Der Nachweis eines möglicherweise vorhandenen Serumfaktors erfolgt mit dem Verfahren der autologen Provokation. Unter sterilen Bedingungen wird Serum oder Plasma des Patienten mit dem vorher bestimmten

Aktionsspektrum in vitro bestrahlt. Liegt bei dem Patienten ein Serumfaktor vor, führt die intrakutane Injektion des eigenen Serums zu einer urtikariellen Reaktion am Injektionsort. Die Ablesung der Ergebnisse aller aufgeführten Testungen erfolgt bei der Lichturtikaria sofort bei einer Nachbeobachtungszeit von maximal 60 Minuten.

Im allgemeinen wird die Diagnose einer Lichturtikaria keine wesentlichen Probleme bereiten. Bei richtungsweisender Anamnese läßt sich die Diagnose durch Phototestungen leicht beweisen. Differentialdiagnostisch abzugrenzen sind die erythropoetische Protoporphyrie, die Polymorphe Lichtdermatose sowie die Wärmeurtikaria und die cholinergische Urtikaria, die mittels Labordiagnostik, UV-Provokationstestung, Warmwasserprovokationstestung bzw. schweißinduzierender körperlicher Anstrengung abgegrenzt werden können.

3.5. Therapie

Die Behandlung der Lichturtikaria ist häufig problematisch. Obwohl in der Literatur verschiedene, teilweise sehr unterschiedliche Therapieverfahren empfohlen werden, sind statistisch verläßliche Aussagen zur Wirksamkeit der einzelnen Behandlungsempfehlungen nicht möglich. Dieser Umstand ist im wesentlichen auf die überwiegend kleine Anzahl der jeweils behandelten Patienten zurückzuführen, wobei auch völlig widersprüchliche Erfahrungen mit der gleichen Therapie beschrieben worden sind. Besonders schwierig ist die Situation für diejenigen Patienten, bei denen ein sehr breites Aktionsspektrum, ein umschriebenes Aktionsspektrum im Bereich des sichtbaren Lichtes oder eine niedrige Urtikariadosis vorliegen. Diese Patienten können in ihrem beruflichen und privaten Alltag ganz erheblichen Einschränkungen unterworfen sein. Vereinzelt wurde sogar über Patienten berichtet, die aufgrund einer hochgradigen Lichtempfindlichkeit ihren Beruf aufgeben mußten und nur noch in der Nacht das Haus verlassen konnten. Diese möglichen Konsequenzen, aber auch die alltäglichen Belastungen unterstreichen den Wunsch der Patienten nach einer effektiven Therapie. Vor diesem Hintergrund sollte den Patienten jedoch keineswegs der empirische Charakter der Behandlung vorenthalten bleiben. Häufig werden verschiedene Therapieverfahren oder deren kombinierte Anwendung notwendig sein, bis sich der gewünschte Therapieerfolg einstellt. Zur Behandlung der Lichturtikaria stehen verschiedene Therapiemöglichkeiten zur Verfügung. Liegt das Aktionsspektrum im UV-A- oder UV-B-Bereich und findet sich gleichzeitig eine hohe Urtikariadosis, ist ein Behandlungsversuch mit topischen Lichtschutzpräparaten gerechtfertigt. In jedem Fall sollte ein hoher Lichtschutzfaktor gewählt werden. Liegt das Aktionsspektrum hingegen im Bereich des sichtbaren Lichtes, ist die Verordnung eines Lichtschutzpräparates sinnlos. Aufgrund ihrer photoprotektiven Wirkung sind sowohl Beta-Caroten (Carotaben®) als auch Chloroquin (Resochin®) zur Behandlung der Lichturtikaria eingesetzt worden. Von Einzelfällen abgesehen, bei denen es darüber hinaus nur zu einer partiellen Rückbildung der Symptomatik gekommen war, hat die Mehrzahl der Autoren keinen Einfluß der genannten Substanzen auf die Ausprägung der Lichturtikaria feststellen können. Neben der Photoprotektion durch extern oder intern verordnete Wirkstoffe ist die Beeinflussung der Entzündungsmediatoren durch Antihistaminika oder nichtsteroidale Antiphlogistika eine weitere und für die Praxis besonders wichtige Behandlungsmöglichkeit der Lichturtikaria. Trotz der kontrovers diskutierten Rolle des Histamins in der Pathogenese der Lichturtikaria, werden zu deren Behandlung am häufigsten Antihistaminika eingesetzt. Die Effektivität dieser Behandlungsform wird unterschiedlich beurteilt. Auch bei erfolgreich bewerteter Therapie gelingt es häufig nur das Auftreten der Urticae und des Juckreizes zu verhindern, während sich das Erythem in seiner Ausprägung nicht beeinflussen läßt. Darüber hinaus zeigen die Provokationstestungen unter Antihistaminikatherapie im allgemeinen nur eine Erhöhung der minimalen Urtikariadosis. Eine klinische und photoprovokative Erscheinungsfreiheit dürfte bei der Lichturtikaria unter alleiniger Gabe von Antihistaminika nur in Ausnahmefällen erreichbar sein. Die therapeutische Wirkung der verschiedenen Antihistaminika kann auch bei den gleichen Patienten unterschiedlich ausfallen. Versagt die Behandlung mit einem Präparat, sollten in jedem Fall weitere Wirkstoffe aus der Gruppe der Antihistaminika eingesetzt werden. Dabei haben sich Terfenadin (z.B. Teldane®), Astemizol (Hismanal®, in Deutschland nicht mehr im Handel), Dexchlorpheniramin (Polaronil®) und das auf dem europäischen Markt nicht erhältliche Homochlorcyclizin als besonders wirksam erwiesen. Einen möglicherweise repräsentativen Eindruck über den zu erwartenden Nutzen einer Antihistaminikatherapie ergibt sich aus den Untersuchungen von Ferguson. In einer Gruppe von 26 Patienten mit Lichturtikaria waren 20 im Laufe der Erkrankung mit verschiedenen Antihistaminika behandelt worden. Bei 5 Patienten kam es zu einer kompletten, bei 14 zu einer partiellen Rückbildung der Symptomatik. Bei einem Patienten konnte keine Wirksamkeit festgestellt werden. Neben den Antihistaminika wurde vereinzelt auch Indometacin als nichtsteroidales Antiphlogistikum zur Behandlung der Lichturtikaria eingesetzt. Der inhibitorische Einfluß auf die Prostaglandin-Synthese und die experimentell nachgewiesene Hemmung des UV-B induzierten Erythems dienten hierzu als theoretische Grundlage. In überzeugender Weise bewährt hat sich der Einsatz von Indometacin jedoch nicht. Auch sollte bei der Verordnung von nichtsteroidalen Antiphlogistika die Möglichkeit einer verstärkten unspezifischen Histaminfreisetzung bei Analgetika-Antiphlogistika-Intoleranz (Idiosynkrasie) bedacht werden.

Die Beobachtung einzelner Patienten, daß es bei wiederholten Sonnenlichtexpositionen zu einer Abnahme der Symptome in den belichteten Hautarealen kommen kann, hat zur Entwicklung der sogenannten Hardening-Therapie geführt. Durch anfänglich täglich wiederholte Bestrahlungen mit Dosen, die initial deutlich unter der minimalen Urtikariadosis liegen müssen und nur in Form kleinster Schritte gesteigert werden dürfen, erreicht man eine Abhärtung gegen natürliche Sonnenlichtexpositionen. Da das Inhibitionsspektrum nicht identisch mit dem Aktionsspektrum sei muß, erreicht man bei der Verwendung eines definierten Spektralbereiches häufig auch eine protektive Wirkung gegenüber anderen Wellenlängen. Bei einer Bestrahlung im UV-A-Bereich erzielt man oft gleichzeitig eine Inhibition der Symptome, die durch UV-B oder sichtbares Licht provoziert werden. Darüber hinaus sind jedoch auch andere photophysikalische Konstellationen beschrieben worden, bei denen UV-B, sichtbares Licht oder Kombinationen der Spektralbereiche erfolgreich zur Behandlung verwendet wurden. Der Wirkungsmechanismus der Hardening-Therapie ist nicht bekannt. Möglicherweise kommt es zu einem Verbrauch der Mediatoren oder zu einer Hemmung der Mastzelldegranulation durch Blockade der zellgebundenen IgE-Antikörper. Der Nachteil des Verfahrens besteht in der kurzen Zeitspanne der Wirksamkeit. Bei Unterbrechung der Bestrahlung verliert sich die Toleranzinduktion innerhalb weniger Tage. Bei der herkömmlichen Phototherapie mit UV-A oder UV-B (Abb. 3.6a+b) werden initial geringe Dosen, z.B. von 0,002 J/cm^2 Breitspektrum-UV-B gegeben, und täglich schrittweise erhöht. Daneben hat sich auch die Photochemotherapie mit PUVA als erfolgreiches Verfahren erwiesen.

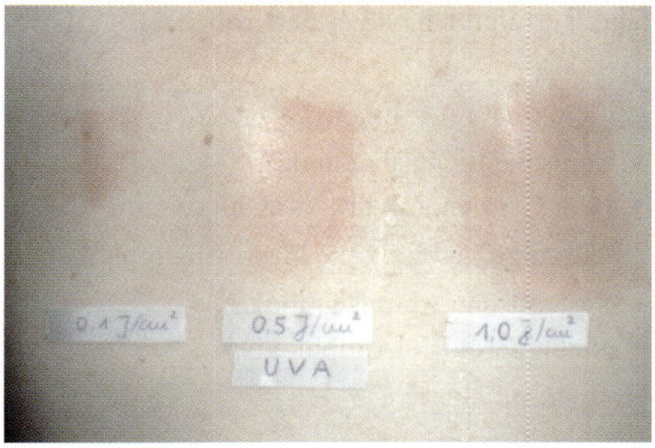

a

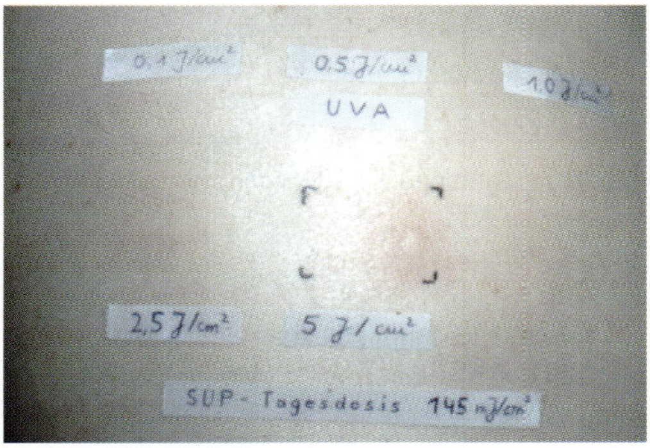

b

Abb. 3.6a+b: Lichturtikaria: Ergebnis der Therapie einer durch UV-A und UV-B auslösbaren Lichturtikaria mittels 3 mal täglicher UV-B-Bestrahlungen mit Dosen von 0,0002 J/cm^2 bis zu 0,030 J/cm^2: Die minimale Urtikaria-auslösende UV-A-Dosis stieg binnen zweieinhalb Wochen von 0,1 J/cm^2 (a) auf 5,0 J/cm^2 (b).

Die Behandlungsergebnisse der Lichturtikaria einschließlich der Länge der zu erreichenden Remissionszeiten werden bei der PUVA-Therapie als besonders günstig angesehen. Auch bei der Photochemotherapie müssen initial kleinste Dosen UV-A gewählt werden (0,1 - 0,2 J/cm^2), um keine anaphylaktischen Allgemeinreaktionen auszulösen. Aus dem gleichen Grunde erfolgt die Steigerung der Dosen langsam und unter Berücksichtigung der individuellen Reaktionen und zumindestens initialer Schockbehandlungsbereitschaft.

In einem Einzelfall wurde Cyclosporin A (Sandimmun®) eingesetzt und war bereits nach einer Woche gut wirksam. Nach Absetzen der Therapie kam es jedoch binnen zwei Wochen zum Rezidiv.Abschließend sei noch auf die Plasmapherese als weitere Behandlungsmöglichkeit der Lichturtikaria hingewiesen. Bei einzelnen Patienten mit nachgewiesenem Serumfaktor wurde dieses Verfahren erfolgreich eingesetzt (Tab. 3.1).

Photoprotektion
• Topische Lichtschutzmittel • Beta-Caroten, (Hydroxy-) Chloroquin
Inhibitoren von Entzündungsmediatoren
• Systemische Antihistaminika • Nicht-steroidale Antiphlogistika
Immunsuppressiva
• Cyclosporin A
Hardening-Therapie
• Phototherapie (UV-A, UV-B) • Photochemotherapie
Plasmapherese

Tab. 3.1: Therapeutische Optionen bei Lichturtikaria.

3.6. Prophylaxe

Ob durch Kleidung ein sinnvoller, praktikabler und für den Patienten auch erträglicher Sonnenschutz möglich ist, muß bei der Lichturtikaria im Zusammenhang mit dem Aktionsspektrum und der minimalen Urtikariadosis gesehen werden. Bei ausgeprägter Lichtempfindlichkeit müßten auch das Gesicht, der Hals und die Handrücken durch Kleidungsstücke geschützt werden, was insbesondere in den Sommermonaten kaum vorstellbar ist. Aber auch Hautbereiche, die üblicherweise durch Kleidung geschützt sind, sollten unabhängig von der jeweiligen Lichtempfindlichkeit des Patienten nie direkt dem Sonnenlicht ausgesetzt werden, sofern keine erfolgreiche Behandlung der Sonnenlichtexposition vorausgegangen ist. Von einem Badeurlaub in südlichen Ländern ist den Patienten grundsätzlich abzuraten, da bei unkontrollierter Sonnenlichtexposition die Gefahr anaphylaktischer Reaktionen besteht. Aus dem gleichen Grunde entfallen auch Besuche in kommerziellen Lichtstudios. Reicht die Kleidung als Schutz vor dem Sonnenlicht nicht aus oder sind entsprechende Schutzmaßnahmen im täglichen Leben nicht praktikabel, sind die oben genannten Therapievorschläge zu prüfen, wobei besonders dem Hardening-Verfahren eine, wenn auch zeitlich begrenzte Prophylaxefunktion zukommt.

Phototoxische Dermatitis

4. Phototoxische Dermatitis

Der Begriff der "Photosensibilisierung" durch extern oder systemisch wirksame Substanzen beinhaltet zumindestens zwei mögliche Mechanismen: Phototoxizität und Photoallergie. Im ersten Falle handelt es sich um eine nicht durch das Immunsystem vermittelte, sondern auf physikochemischen Wege entstandene Überempfindlichkeit gegen UV-Strahlung. Allerdings besitzen viele Substanzen sowohl phototoxische als auch photoallergisierende Eigenschaften, so daß eine exakte Abgrenzung der pathogenetischen Mechanismen im Einzelfall oft nicht möglich ist.

Wir haben den Begriff der phototoxischen bzw. photallergischen "Dermatitis" gewählt und schließen in diesen auch den häufig synonym gebrauchten Begriff "Ekzem" ein. Die ursprüngliche Unterscheidung (Dermatitis = akut, Ekzem = chronisch) hat sich insbesondere international nicht durchgesetzt, wie der Begriff "Chronisch aktinische Dermatitis" deutlich zeigt.

4.1. Epidemiologie

Die genaue Inzidenz phototoxischer und photoallergischer Reaktionen ist nicht bekannt, wobei phototoxische Reaktionen überwiegen. Frauen dürften etwas häufiger betroffen sein (58-62 %). Meist sind Erwachsene betroffen (Altersmittel 47 - 52 Jahre). Photoallergische Reaktionen treten insbesondere bei Männern eher später auf (Altersmittel: 61 Jahre). Bezogen auf einzelne Medikamente sind Häufigkeiten des Auftretens von Photosensibilisierungsreaktionen beschrieben: So führt Chlorpromazin in 16 bis 25 % der hiermit behandelten Patienten zu entsprechenden Reaktionen, Tetracycline in 1 bis 26 % und Fluoroquinolone in 0,025 bis 15 %. Unter Sulfonamiden sind 5 % der aufgetretenen Arzneimittelreaktionen der Haut auf Photosensibilisierung zurückzuführen. Eine von 14.000 Einnahmen von Protriptylin, Tetrazyklinen oder Nalidixinsäure führte in England zu einer Photosensibilisierung. Eine sichere Abgrenzung phototoxischer und photoallergischer Reaktionen erlauben diese retrospektiven Auswertungen jedoch nicht. Tab. 4.1 gibt eine Übersicht über die bei 1129 Patienten in den Jahren 1982-1989 im deutschsprachigen Raum im Photopatchtest gefunden phototoxischen Reaktionen.

Substanz	Häufigkeit [%]
Tiaprofensäure	30,41
Promethazin	21,33
Carprofen	8,50
Chlorpromazinhydrochlorid	8,00
Duftstoff-Mix	5,54
Holzteer	5,16
Hexachlorophen**	4,36
Perubalsam	3,38
5-Brom-4´-chlorsalicylanilid**	3,29
Triclosan**	2,93
4-Isopropyl-dibenzoylmethan*	2,58
6-Methylcumarin	2,17
Tetrachlorsalicylanilid**	1,98
Kompositen-Mix	1,97
Tolbutamid**	1,86
Zyklamat	1,72
Saccharin	1,61
Kolophonium	1,60
Bithionol**	1,60
3-(4´-Methylbenzyliden)campher*	1,60
Monobromidsalicylchloranilid**	1,53
Buclosamid**	1,52
Furosemid	1,47
Sulfanilamid**	1,33
Hydrochlorothiazid	1,27
Moschus-Mix	1,26
Thiourea	1,11
Tribromsalicylanilid**	1,10
Ambrettemoschus	1,08
Chinidinsulfat	1,07
p-Aminobenzoesäure*	0,80
2-Hydroxy-4-methoxybenzophenon*	0,62

Tab. 4.1: Häufigkeit phototoxischer Reaktionen im Photopatchtest (AG Photopatchtest der DDG, 1991).
* topisch anwendbare chemische Lichtfilter,
** Antiseptika, Antimykotika, Konservierungsmittel.

4.2. Pathogenese

Phototoxisch wirksame Substanzen gelangen, so sie nicht intern, wie Porphyrine, generiert werden entweder topisch auf die Hautoberfläche oder werden über die meist orale systemische Aufnahme in die Haut transportiert. Phototoxisch wirksame Substanzen haben meist physikochemische Eigenschaften, wie beispielsweise Ringstrukturen in der Molekülstruktur. Unter UV-Einstrahlung werden diese energetisch verändert, wobei reaktive Sauerstoffspezies entstehen, die sekundäre Gewebeschäden in der Haut bewirken. Auch die Bildung von Photoaddukten, d.h. die Bindung des Photosensibilisators an zelluläre Moleküle (z.B. bei 8-MOP) ist möglich. Im Prinzip verstärken sie Mechanismen, die auch bei der Sonnenbrandreaktion auftreten. Während letztere aber vorwiegend durch UV-B hervorgerufen wird, werden phototoxische Reaktionen vor allem auch durch UV-A induziert, das tiefer in die Haut eindringen kann.

Es gibt eine Vielzahl solcher phototoxisch wirksamen Substanzen. Häufig **topisch** wirksame finden sich in Pflanzen (Furocumarine), Arbeitsstoffen (Chemikalien), Medikamente (Antiseptika, Teere, 8-MOP, Phytotherapeutika) und Kosmetika (Parfüms). Häufig **systemisch** wirksame sind vor allem Medikamente (Antibiotika, Antiphlogistika, Psychopharmaka, Diuretika, Antidiabetika, 8-MOP, Phytotherapeutika); in Einzelfällen können auch Nutritiva (Süßstoffe, Gemüse) eine Rolle spielen (☞ Tab. 4.2 + 4.3).

Prinzipiell kann ein phototoxischer Effekt durch UV-B und/oder UV-A ausgelöst werden, in der Regel ist aber UV-A das symptomauslösende Spektrum. Das UV-Absorptionsmaximum und die maximal phototoxisch wirksame Wellenlänge müssen für eine bestimmte Substanz übrigens keineswegs identisch sein.

4.3. Klinik

Bei extern einwirkender phototoxisch wirksamer Substanz kommt es binnen 24, selten erst bis zu maximal 72 Stunden nach Hautkontakt und anschließender Besonnung zum Auftreten oft sehr scharf begrenzter, nur gering infiltrierter, gelegentlich aber ödematöser Erytheme, die ggf. striär z.B. den Kontakt zu Pflanzenbestandteilen auf der Haut oder die Verlaufsspuren angewandter flüssiger Externa nachzeichnen (Abb. 4.1).

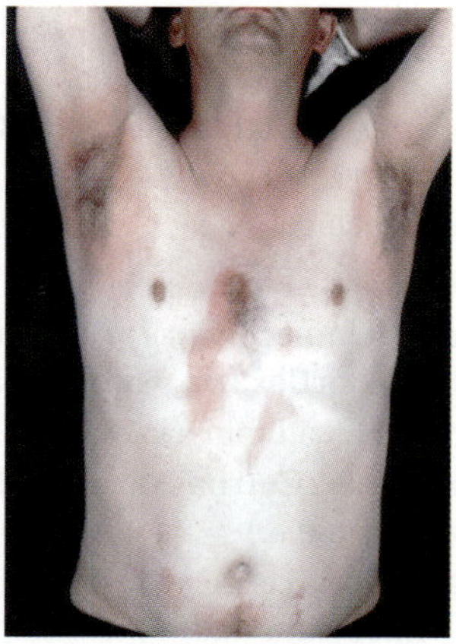

Abb. 4.1: Akute Phototoxische Dermatitis auf Parfüm und Deodorant: Scharf begrenzte hochrote Erytheme 24 Stunden nach Sonnenexposition.

Häufig kommt es zur Vesikel- und Blasenbildung in diesem Bereich. Es bestehen brennende Schmerzen oder Juckreiz. Typischerweise sind die betroffenen Hautpartien, in Abhängigkeit vom auslösenden Agens, die Unterschenkel (Wiesengräser-Dermatitis, Abb. 4.2a+b, Bade-PUVA, Abb. 4.3), die Hände und durch Verschleppung des Agens auch das Gesicht (Riesenbärenklau, Arbeitsstoffe), das Dekolleté und die Axillen (Deodorants, Parfüm). Bei sehr ausgedehnten und schweren Fällen kann es auch zu Allgemeinsymptomen wie Fieber kommen. Todesfälle bei falsch oder mißbräuchlich angewendeter Photochemotherapie sind beschrieben. Unter Therapie heilen die Läsionen, mitunter unter Hinterlassung scharf begrenzter, sehr hartnäckiger bräunlicher Hyperpigmentierungen (Berloque- = Uhrketten-Dermatitis, Abb. 4.4), binnen einiger Tage ab. Lediglich bei großflächigen Blasenbildungen können Erosionen entstehen, die z.T. durch sekundäre Keimbesiedelung längere Zeit zur Abheilung benötigen. Narbenbildung ist jedoch auch hier die Ausnahme.

1. Medikamente

- Anästhetika (Benzocain, Procain)
- **Antibiotika**
  - Aminoglykoside (Gentamycin, Streptomycin)
  - β-Laktam-Antibiotika (Penicillin, Cefixim, Ceftazidim)
  - Chloramphenicol
  - Isoniazid
  - **Gyrase-Hemmer (Nitrofurantoin, Nalidixinsäure, Norfloxazin, Ciprofloxazin, u.a.)**
  - Makrolide (Azithromycin)
  - **Sulfonamide (Cotrimoxazol, Sulfadiazin, Sulfapyridin u.a.)**
  - **Tetrazykline (Tetracyclin-HCl, Doxyzyklin, Minozyklin u.a.)**
- Antiarrythmika (Chinin, Chinidin, Diltiazem, Amiodaron, Disopyramid u.a.)
- **Antidiabetika (Sulfonylharnstoffe z.B. Glibenclamid, Tolbutamid)**
- Antiepileptika (Diphenylhydantoin, Trimethadion, Carbamazepin)
- Antihistaminika (Phenothiazine, Terfenadin, Diphenhydramin u.a.)
- **Antihypertensiva**
  - **ACE-Hemmer (Bezapril, Captopril, Enalapril u.a.)**
  - **Betablocker (Propranolol u.a.)**
  - Kalzium-Antagonisten (Nifedipin)
  - Reserpin
- Antimalaria-Mittel (Chloroquin, Hydroxychloroquin)
- Antimykotika (Griseofulvin, Azole)
- **Diuretika (Hydrochlorothiazid, Furosemid, Triamteren, Amilorid u.a.)**
- Hormone (Diethylstilbestrol u.a.)
- Laxantien (Bisacodyl, Phtalein u.a.)
- Lipidsenker (Clofibrat, Fluvastasin u.a.)
- Nicht-steroidale Antiphlogistika (ASS, Carprofen, Ibuprofen,Tiaprofen, Ketoprofen, Naproxen, Oxybutazon, Phenylbutazon, Piroxicam, Diclofenac, Goldsalze u.a.)
- **Phytopharmaka (Arnika, Baldrian, Johanneskraut u.a.)**
- Psoralene (8-Methoxypsoralen, 5-Methoxypsoralen, Trimethylpsoralen)
- **Psychopharmaka**
  - **trizyklische Antidepressiva (Imipramin, Nortryptilin u.a.)**
  - Barbiturate (Phenobarbital u.a.)
  - **Benzodiazepine (Diazepam, Nitrazepam, Chlorpromazin, Promethazin, Levopromazim u.a.)**
  - **Neuroleptika (Haloperidol, Chlorprothixen, Thiotixen u.a.)**
- Wachstumsfaktoren (Erythropoetin)
- Zytostatika (Methotrexat, Dacarbazin, Vinblastin, 5-Fluorouracil, Zyklophosphamid u.a.)

2. Nutritiva

- Süsstoffe (Saccharin, Zyklamat)
- Farbstoffe (Tartrazin, Erythrosin u.a.)
- Gemüse (Sellerie, Limette u.a.)
- Früchte (Feige u.a.)
- Fleisch (Tierarzneien: Hormone, Psychopharmaka, Antibiotika z.B. Olaquindox)

Tab. 4.2: Systemisch wirksame Substanzen mit phototoxischer und/oder photoallergischer Potenz. Häufigere Auslöser von Symptomen im Fettdruck.

1. Medikamente		
• Antibiotika (Tetrazykline, Aminoglykoside, Chloramphenicol, Sulfadizin) • Antimykotika (Fenticlor, Griseofulvin, Azole) • Antiseptika (Ethacridinlactat, Chlorhexidin, Hexachlorophen u.a.) • Farbstoffe (Trimethylmethanfarbstoffe) • Phytopharmaka (Arnika u.a.) • Psoralene (8-Methoxypsoralen, 5-Methoxypsoralen, Trimethylpsoralen, Khellin) • Psychopharmaka (Pflegepersonal: Promethazin u.a.) • Schälmittel (Benzoylperoxid, Vitamin-A-Säure) • Teere • Tierarzneien (Hormone, Psychopharmaka, Antibiotika z.B. Olaquindox)		
2. Konservierungs- und Desinfektionsmittel		
• Bromsalicylsäureisopropylamid • Buclosamid • Dichlorophen • Formaldehyd	• Halogensalicylanilide (Bromchlorsaliclanilid, Monobromdisalicylchloranilid, Tetrachlorsalicylanilid, Tetramethylthiuramdisulfid, Tribromsalicylanilid, Triclosan u.a.)	• Phenazopyrin • Silbersalze
3. Duftstoffe		
• Ambrette Moschus • Azulen • Bergamotte • Eichenmoos	• Lavendelöl • Limonenöl • Lindenöl • 6-Methylkumarin	• Sandelholzöl • Zedernöl • Zitronenöl
4. Chemische Lichtschutzfiltersubstanzen		
• ☞ Tabelle 1.4		
5. Pflanzen		
• Ackerwinde • Bergamotte • Berg-Haarstrauch • Brustwurz • Buchweizen • Diptam • Dill • Engelwurz • Fenchel	• Ficus • Gartenmelde • Herkulesstaude • Johanniskraut • Karotte • Kerbel • Knorpelmöhre • Liebstöckl • Limette	• Meisterwurz • Möhre • Pastinak • Petersilie • Pimpinelle • Riesenbärenklau • Schafgarbe • Sellerie • Weintraube
6. Technische Umweltstoffe		
• Akridine • Antrachinone • Azetoxydimethyldioxan • Dibenzopyrane • Ethylendiamin • Kadmiumsulfid • Kaliumdichromat	• Kobaltchlorid • Paraphenylendiamin • Phenothiazin-Farbstoffe • Proflavin • Stilbene • Thiopyrinin	• Thiourea • Trypaflavin • Tryptophanblau • Xanthene

Tab. 4.3: Topisch wirksame Substanzen mit phototoxischer und/oder photoallergischer Potenz.

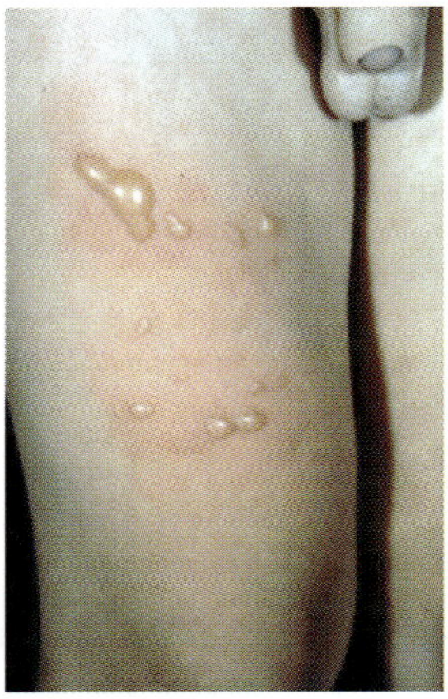

a

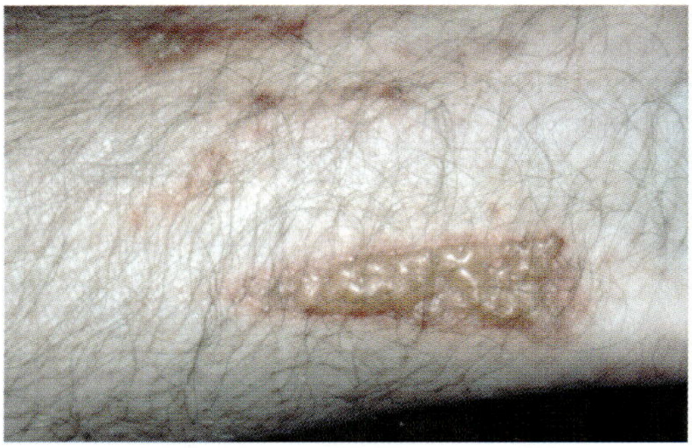

b

Abb. 4.2a+b: Wiesengräserdermatitis: Nach flächigem oder striären Hautkontakt mit Pflanzen und anschließender Besonnung scharf begrenzte Läsionen mit Blasenbildung.

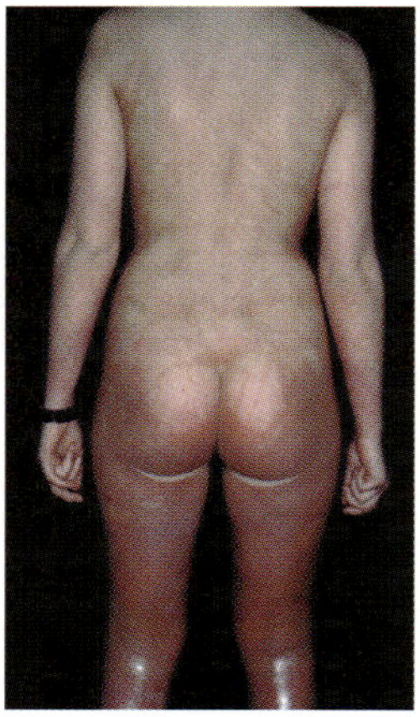

Abb. 4.3: Akute phototoxische Dermatitis nach fehlerhafter Bade-PUVA-Therapie: Düsterrote Erytheme mit Blasenbildung und Exsudation 72 Stunden nach Bestrahlung. Fieberhafte Allgemeinreaktion. Beachte die scharfe Aussparung der unbelichtet gebliebenen Gesäßfalte.

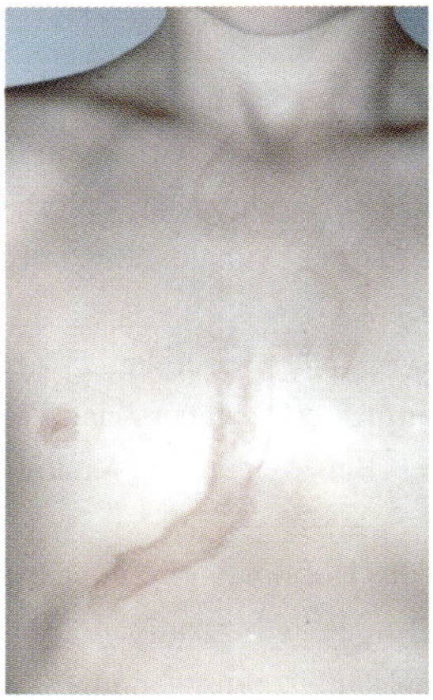

Abb. 4.4: Chronisch persistierende Hyperpigmentierung nach phototoxischer Dermatitis auf Parfüm und nachfolgender Insolation (Berloque-Dermatitis).

Bei systemisch inkorporierter phototoxisch wirksamer Substanz (z.B. (Phyto-) Pharmaka oder Nutritiva) sind die Hautveränderungen, die einen ähnlichen Zeitverlauf wie oben beschrieben nehmen, meist großflächig und nicht scharf begrenzt, da alle lichtexponierten Hautareale in Abhängigkeit von der lokal eingestrahlten Dosis mehr oder weniger stark reagieren (Abb. 4.5).

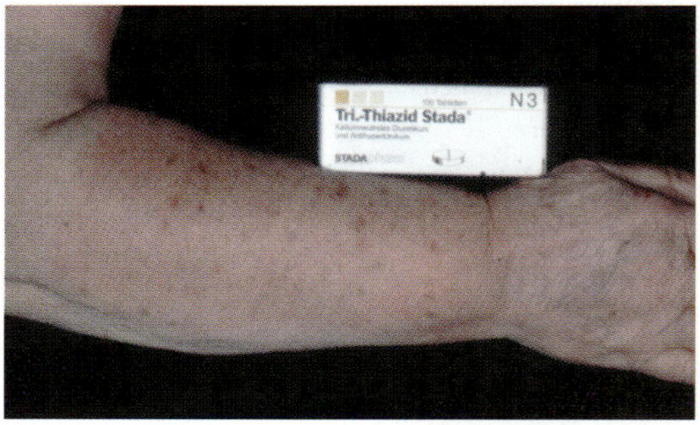

Abb. 4.5: Phototoxische Reaktion auf Hydrochlorothiazid und Insolation.

Lediglich am Rande eng anliegender lichtdichter Kleidung oder in Hautfalten können scharfe Begrenzungen vorhanden sein. Am Haaransatz, retroaurikulär und unter dem Kinn finden sich oft unscharf begrenzt ausgesparte Areale. Ansonsten ähneln die Hautveränderungen den oben beschriebenen. Blasenbildung und residuale Hyperpigmentierungen sind häufig weniger stark ausgeprägt, da die lokale Konzentration der phototoxischen Substanz bei systemischer Zufuhr meist geringer ist.

4.4. Diagnostik

Die Klinik bietet meist einen hinweisenden Befund. Morphe und insbesondere Lokalisation nur in lichtexponierten Arealen sprechen für die Diagnose einer phototoxischen Dermatitis. Häufig läßt sich durch die Anordnung der Läsionen auch ein lokal wirksames Agens vermuten (Gras, Pflanzen, Kosmetika), welches durch gezieltes Befragen des Patienten bestätigt wird. Auch die Lichtexposition läßt sich anamnestisch verifizieren. Nach möglicherweise phototoxisch wirksamen Medikamenten und Nutritiva muß gezielt gefragt werden. Hierbei sollte auch ausdrücklich nach Phytopharmaka (z.B. Johanniskraut) gefragt werden, die häufiger phototoxisch wirksam sind, vom Patienten allerdings oft als prinzipiell ungefährlich angesehen werden.

Insbesondere systemisch wirksame Substanzen sind häufig anamnestisch nicht eindeutig zu identifizieren. In diesen Fällen sollte eine weitere Lichtdiagnostik durchgeführt werden. Hierzu wird nach Erscheinungsfreiheit zumindest im Testfeld eine Bestimmung der MED für UV-A und UV-B mit Ablesung nach 24 und 72 Stunden durchgeführt. Diese sollte bei nur einem verdächtigen Medikament während der fortgesetzten Medikation erfolgen. Ist die Erythemschwelle pathologisch, d.h. $< 0{,}025$ J/cm^2 UV-B bzw. < 15 J/cm^2 UV-A, wobei eher eine Auffälligkeit im UV-A-Bereich besteht, sollte das Medikament abgesetzt und nach einigen Tagen, entsprechend seiner Halbwertszeit, erneut bestimmt werden. Ist die Erythemschwelle dann normal oder deutlich höher, kann davon ausgegangen werden, daß das Medikament der gesuchte Auslöser der phototoxischen Reaktion war. Bei mehreren möglichen Auslösern ist analog bei primär erniedrigter MED und normaler oder gebesserter MED ohne Medikation jeweils zusätzlich eine Einzelbestimmung der MED unter Einnahme nur dieser Substanz zu empfehlen.

Ist die MED unter Einnahme der verdächtigen Medikamente normal, sollten ggf. auch verdächtige Nutritiva in gleicher Weise untersucht werden. Gibt es hierauf keine Hinweise, ist eine systemisch wirksame phototoxische Dermatitis sehr unwahrscheinlich, wenn auch nicht vollständig auszuschließen, da der Photosensibilisator ein flüchtiger Metabolit sein kann, der nur zu einem bestimmten Zeitpunkt nach der Medikamenteneinnahme in der Haut vorkommt, und dieser Zeitpunkt nicht dem entspricht, zu dem die Lichttestung erfolgte.

Bleibt die MED auch längere Zeit nach Weglassen aller suspekter Medikamente und Nutritiva pathologisch, liegt entweder eine Chronisch aktinische Dermatitis (persistierende Lichtreaktion) vor, oder die phototoxisch wirksame Substanz wird noch versteckt zugeführt. In diesen Fällen und bei Zweifeln an normalen MED-Werten sollte noch ein belichteter Epikutantest (Photopatchtest) erfolgen. In diesen können neben den Substanzen der Standardreihe und Ergänzung (Fa. Hermal) auch anamnestisch verdächtige Medikamente bzw. Nutritiva zermörsert oder gelöst einbezogen werden. Nach 24-stündiger Einwirkungszeit wird dann die zu belichtende Hälfte des Testfeldes mit 10 J/cm^2 UV-A, bzw. bei pathologischer UV-A-MED mit einer suberythematogenen Dosis bestrahlt und die Testfelder nach 24, 48 und 72 Stunden abgelesen. Im Idealfall sollte bei einer phototoxischen Reaktion nur das belichtete Testareal im Sinne einer Decrescendo-Reaktion reagieren (heftiger Beginn nach 24 Stunden und dann Abnahme der Reaktion) und die Testreaktion scharf begrenzt und erythemato-vesiculobullös ohne prominente Infiltration sein. Manche phototoxischen Reaktionen, z.B. durch 8-MOP, erreichen ihr Maximum aber erst nach 72 Stunden. Die Interpretation positiver Tests mit Orginalia (Medikamente und Nutritiva) ist schwierig. Kontrolltestungen Dritter sind, anders als bei photoallergischen Reaktionen, in der Regel entbehrlich und auch nur schwer zumutbar, da sie oft eine gleichartige phototoxische Reaktion erzeugen. Dies bestätigt nur die schon bekannte phototoxische Eigenschaft der Substanz. Allerdings kann die individuelle Empfindlichkeit recht unterschiedlich sein. Eine positive Testung spricht daher eher für eine Relevanz dieser Substanz bei der phototoxischen Dermatitis des Patienten. Wie bereits erwähnt, ist die Photopatch-Testreaktion oft schwierig von einer photoallergischen abzugrenzen; Mischbilder kommen vor. In diesem Falle gestaltet sich die Abgrenzung zur photoallergischen Dermatitis oft auch klinisch schwierig.

4.5. Therapie

Die Therapie der Phototoxischen Dermatitis entspricht der der Dermatitis solaris. Stark wirksame Kortikosteroide der Wirkstärkeklassen IV oder III sollten als Creme, Milch oder Lotio (z.B. Dermoxin®-Creme, Nerisona®-Creme, Advantan®-Creme bzw. -Milch, Ultralan®-Milch, Volon-A®-Schüttelmixtur) zweimal täglich angewendet werden. Blasen können eröffnet und mit Farbstoff oder anderen Antiseptika behandelt werden. Bei starkem Juckreiz können Antihistaminika systemisch gegeben werden. In schweren und generalisierten Fällen, wie beispielsweise einer fehlerhaften oralen oder Ganzkörper-Balneo-PUVA-Therapie, sollten möglichst frühzeitig und mindestens über drei Tage systemisch hochdosiert Kortikosteroide und nichsteroidale Antiphlogistika gegeben werden. In der Abheilungsphase sollte Sonnenlicht für etwa 3 Wochen weitestgehend gemieden und ein topisches Lichtschutzpräparat mit hohem UV-A- und UV-B-Lichtschutzfaktor verwendet werden, um eine evtl. lang persistierende postinflammatorische Hyperpigmentierung zu vermeiden.

4.6. Prophylaxe

Die Prophylaxe der phototoxischen Dermatitis besteht in der Identifizierung und Meidung der phototoxisch wirksamen Substanz(en). Ist dies, z.B. bei medizinisch zwingend notwendigen, nicht ersetzbaren Medikamenten, nicht möglich, ist ein konsequenter Lichtschutz durch Verhalten, Kleidung und Anwendung von topischen Lichtschutzmitteln erforderlich. Da die Auslösung meist durch UV-A-Strahlung erfolgt, sollten ggf. Wohnungs-, Arbeitsplatz- und Auto- (ggf. TÜV-Abnahme erforderlich!) Fensterscheiben mit UV-A-dichten Folien abgeklebt werden.

Photoallergische Dermatitis

5. Photoallergische Dermatitis

5.1. Epidemiologie

Tab. 5.1 gibt eine Übersicht über die bei 1129 Patienten in den Jahren 1982-1989 im deutschsprachigen Raum im Photopatchtest gefundenen photoallergischen Reaktionen (vergl. auch Tab. 4.1).

Substanz	Häufigkeit [%]
Tiaprofensäure	3,15
5-Brom-4´-chlorsalicylanilid**	1,60
Carprofen	1,34
4-Isopropyl-dibenzoylmethan*	0,89
2-Hydroxy-4-methoxy-benzophenon*	0,71
Promethazinhydrochlorid	0,71
Tetrachlorsalicylanilid**	0,54
Ambrettemoschus	0,54
Duftstoff-Mix	0,37
Moschus-Mix	0,36
Chlorpromazin	0,36
Bithionol**	0,27
Triclosan**	0,27
6-Methylcumarin	0,18
Hexachlorophen**	0,18
Kompositen-Mix	0,10
Zyklamat	0,09
Chinidinsulfat	0,09
Buclosamid**	0,09
p-Aminobenzoesäure*	0,09
Holzteer	0,09
Monobromidsalicylchloranilid**	0,00
Tribromsalicylanilid**	0,00
Sulfanilamid**	0,00
Hydrochlorothiazid	0,00
Furosemid	0,00
3-(4´-Methylbenzyliden)campher*	0,00
Saccharin	0,00
Kolophonium	0,00
Perubalsam	0,00
Tolbutamid**	0,00
Thiourea	0,00

Tab. 5.1: Häufigkeit photoallergischer Reaktionen im Photopatchtest (AG Photopatchtest der DDG, 1991).
* topisch anwendbare chemische Lichtfilter,
** Antiseptika, Antimykotika, Konservierungsmittel.

5.2. Pathogenese

Bei der photoallergischen Dermatitis handelt es sich um eine Variante der Allergie vom Spättyp (Typ IV nach Coombs und Gell). Das Photoallergen entsteht erst in der Haut durch UV- (meist UV-A-) Bestrahlung. Das Vorstufenmolekül verändert unter UV-Einfluß seine Struktur durch oxidative Prozesse und wird als Allergen oder, bei Bindung an körpereigene Moleküle, als Hapten wirksam. Eine spezifische Sensibilisierung ist erforderlich, d.h. die Photoallergie äußert sich erst bei wiederholtem Kontakt mit dem (belichteten) Photoallergen.

Photoallergisch wirksame Substanzen gelangen entweder von außen auf die Hautoberfläche oder werden über die meist orale systemische Aufnahme in die Haut transportiert. Es gibt eine Vielzahl von photoallergisch wirksamen Substanzen. Topisch wirksame Photoallergene finden sich häufig in Lichtschutzpräparaten (chemische UV-Filter), Kosmetika (Parfüms) und Medikamenten (Antiseptika, Antibiotika, Antimykotika, Antiphlogistika) und Arbeitsstoffen (Psychopharmaka, Tierarzneien). Unter den systemisch wirksamen Substanzen spielen vor allem Medikamente (Antibiotika, Antimykotika, Antiphlogistika, Psychopharmaka) eine Rolle. In Einzelfällen können auch Nutritiva (Süßstoffe, Konservierungsmittel, Gemüse) ursächlich sein (siehe Tab. 4.2 und 4.3). Die AG Photopatchtest der DDG hat eine Standardreihe häufiger Photoallergene entwickelt, die die mutmaßlich auch in der Praxis gegenwärtig klinisch relevantesten Substanzen enthält, und die in aktualisierter Form kommerziell erhältlich ist (vergl. Tab. 1.3).

5.3. Klinik

Das klinische Erscheinungsbild kann davon abhängen, ob des Photoallergen topisch auf die Haut einwirkte oder systemisch aufgenommen wurde. Die Klinik der photoallergischen Kontaktdermatitis, bedingt durch ein topisch einwirkendes Photoallergen, entspricht der des allergischen Kontaktekzems. Meist binnen 24 Stunden, maximal nach 72 Stunden bilden sich mit zunehmender Intensität in den mit dem Photoallergen in Kontakt gebrachten und belichteten Arealen eine unscharf begrenzte flächige Rötung mit zunehmender Infiltration, Papulovesikeln, die im Extremfall bullös konfluieren und eine Tendenz zu Exsudation und Krustenbildung aufweisen können (Abb. 5.1a+b).

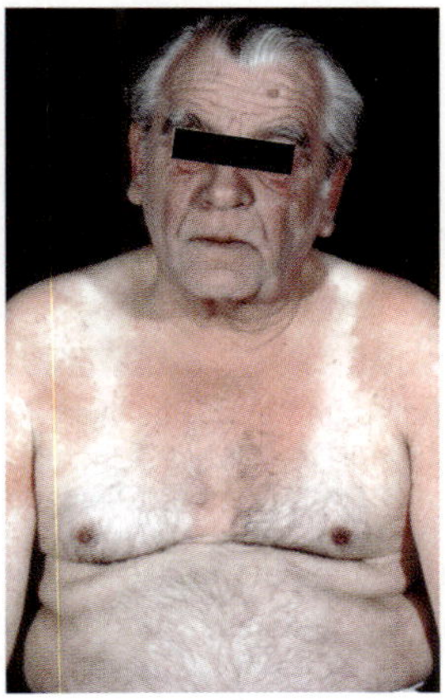

a

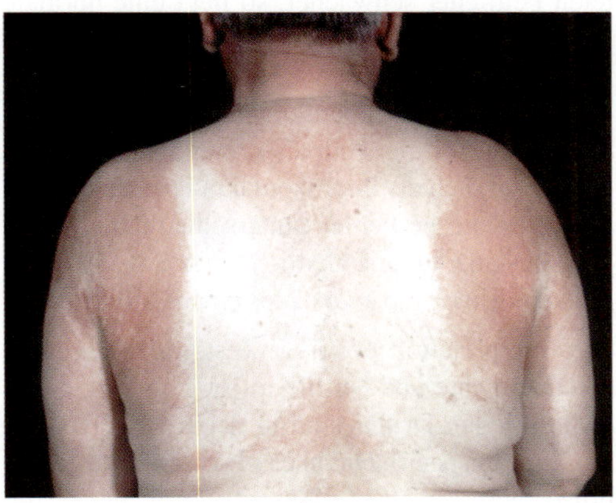

b

Abb. 5.1a+b: Photoallergische Reaktion nach Exposition mit Kompositen und Sonne. Der Patient trug während der Gartenarbeit ein Unterhemd. Unscharf begrenzte Ekzemmorphe mit Streuung. Differentialdiagnose: Airborne-Kontaktdermatitis.

Es besteht meist starker Juckreiz. Die Hautveränderungen bestehen im Schnitt deutlich länger als bei der phototoxischen Dermatitis und können ein bis zwei Wochen bestehen, auch wenn es gelungen ist, das Photoallergen zu eliminieren und die weitere Belichtung zu reduzieren. Bei langanhaltendem Krankheitsprozeß mit unwissentlich fortgesetzter Exposition zum Photoallergen und zu Licht kann die infiltrative Komponente bis zur Lichenifikation zunehmen und die exsudative abnehmen.

Die Klinik der photoallergischen Dermatitis, bei systemisch zugeführtem Photoallergen, entspricht der oben genannten, mit dem Unterschied, daß meist alle lichtexponierten Hautpartien relativ gleichförmig großflächig befallen sind. Chronische Verlaufsbilder mit Lichenifikation sind häufiger. In Einzelfällen können auch lichenoide Papeln klinisch vorherrschen. Die Begrenzung zu lichtgeschützten Arealen ist etwas unscharf. Am Haaransatz, retroaurikulär und unter dem Kinn finden sich oft unscharf begrenzt ausgesparte Areale. Es besteht meist starker Juckreiz.

5.4. Diagnostik

Die Klinik bietet meist einen hinweisenden Befund. Morphe und insbesondere Lokalisation nur in lichtexponierten Arealen sprechen für die Diagnose. Häufig läßt sich durch die Anordnung der Läsionen auch ein lokal wirksames Agens vermuten, was durch gezieltes Befragen des Patienten bestätigt wird. Auch die Lichtexposition läßt sich anamnestisch verifizieren. Nach möglicherweise photoallergisch wirksamen Medikamenten und Nutritiva muß gezielt gefragt werden.

Klinisch wichtigste Differentialdiagnose ist die aerogene allergische Kontaktdermatitis, bei der ein in der Luft schwebendes Allergen naturgemäß auch die frei getragenen Hautpartien betrifft. Hier hilft häufig die genaue Inspektion frei getragener, aber wenig lichtexponierter Areale z.B. retroaurikulär oder unter dem Kinn. Auch eine klassische allergische Kontaktdermatitis kann ein ähnliches Verteilungsmuster haben, wenn ein Kontaktallergen (Kosmetikum, topisches Medikament) beispielsweise flächig im Gesichts- und Halsbereich eingerieben wird. Hierbei ist beispielsweise der behaarte Kopf gleichfalls ausgespart. Typischerweise sind hierbei aber meist die stark lichtexponierten Handrücken nicht betroffen. Eine weitere klinisch gelegentlich schwer abzugrenzende Differentialdiagnose stellt das lichtprovozierbare Atopische Ekzem dar. Ca. 1/5 bis 1/3 aller Patienten mit atopischem Ekzem können auf UV-Strahlung bestimmter Wellenlängen mit einer Verschlechterung ihres Ekzems reagieren. Viele Patienten leiden an dem sogenannten head-and-neck-Typ der Erkrankung mit bevorzugtem Befall der freigetragenen Areale (einschließlich der Hände). Die Diagnose einer Atopie mittels Eigen- und

Familienanamnese, Stigmata und Laborparametern schließt eine zusätzlich bestehende Photokontaktallergie keineswegs aus.

In jedem Falle sollte eine allergologische und lichtdiagnostische Abklärung durchgeführt werden. Hierzu wird nach Erscheinungsfreiheit und Ende der Therapie sowie unter Karenz möglicher Photoallergene eine Bestimmung der MED für UV-A und UV-B mit Ablesung nach 24 und 72 Stunden durchgeführt. In der Regel werden die UV-Erythemschwellen normal sein und keine Ekzemreaktion in den Testfeldern auftreten. Parallel kann während dieser Zeit eine konventionelle unbelichtete Epikutantestung der Standardreihe und weiterer evtl. relevanter Testreihen erfolgen, um eine lichtunabhängige Kontaktallergie vom Spättyp auszuschließen bzw. zusätzlich relevante Kontaktallergene zu identifizieren.

Als nächstes wird dann ein belichteter Epikutantest (Photopatchtest) durchgeführt. In diesen können neben den Substanzen der Standardreihe der AG Photopatchtest der DDG (Fa. Hermal) auch anamnestisch verdächtige Medikamente bzw. Nutritiva zermörsert oder gelöst einbezogen werden. Nach 24-stündiger Einwirkungszeit wird dann die zu belichtende Hälfte des Testfeldes mit 10 J/cm^2 UV-A bzw., bei pathologischer UV-A-MED, mit einer suberythematogenen Dosis belichtet und die Testfelder nach 24, 48 und 72 Stunden danach abgelesen. Im Idealfall sollte bei einer photoallergischen Reaktion nur das belichtete Testareal im Sinne einer Crescendo-Reaktion reagieren (leichter Beginn nach 24 Stunden oder später und dann Zunahme der Reaktion) und die Testreaktion unscharf begrenzt, infiltriert und erythematöspapulovesikulär sein (Abb. 5.2).

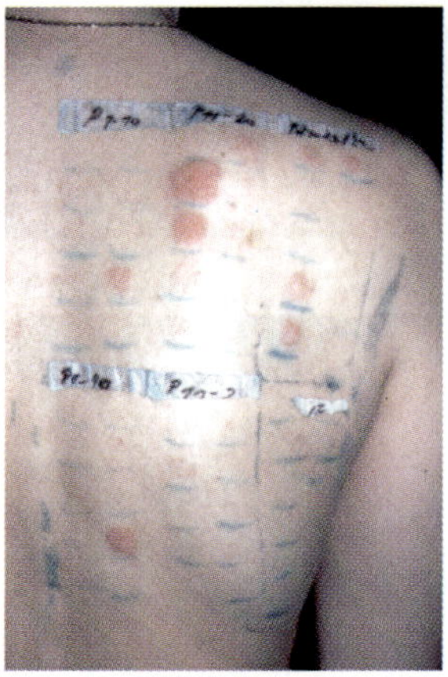

Abb. 5.2: Photopatchtest: Positive Reaktion bzw. deutlich verstärkte Reaktion auf Lichtschutzsubstanzen nur in den UV-A-belichteten Testfeldern (oben).

Häufig findet sich nicht nur das belichtete Testfeld positiv, sondern auch das unbelichtete Kontrollfeld. Ist die Reaktion auf beiden Testfeldern quantitativ und qualitativ gleich, oder ist die im belichteten Feld eher schwächer, so liegt eine normale Kontaktallergie vom Spättyp vor. Ist dagegen die Reaktion im belichteten Testfeld deutlich stärker ausgeprägt, ist davon auszugehen, daß die betreffende Substanz nicht nur als Kontaktallergen, sondern zusätzlich als Photokontaktallergen wirksam ist. Methodische Fehler (unterschiedliche Menge Testsubstanz, unterschiedlich guter Sitz des Testpflasters) sind selbstverständlich auszuschließen.

Die Interpretation positiver Tests mit Originalia (Medikamente und Nutritiva) ist schwierig. Kontrolltestungen Dritter sind in der Regel erforderlich, um unspezifische eher phototoxische Reaktionen auszuschließen. Wie bereits erwähnt, ist die Photopatch-Testreaktion oft schwierig von einer photoallergischen abzugrenzen; Mischbilder kommen vor. In diesem Falle gestaltet sich die Abgrenzung zur phototoxischen Dermatitis oft auch klinisch schwierig.

Besteht trotz negativer Photopatchtestung klinisch nach wie vor der dringende Verdacht auf eine systemisch wirksame Photoallergie und ist das Photoallergen (z.B. Medikament) unentbehrlich, kann eine erneute MED-Bestimmung für UV-A und UV-B unter oraler Provokationstestung mit der verdächtigen Substanz durchgeführt werden. Hierbei ist besonders die Spätablesung nach 72 Stunden von Wichtigkeit. Findet sich dann in Testfeldern eine Ekzemreaktion, kann eine Photokontaktallergie diagnostiziert werden. In solchen Fällen ist das Photoallergen selbst in der Arzneispezialität nicht vorhanden, sondern entsteht erst im Wege der Verstoffwechselung im Organismus bzw. in der Haut. Da dieser photoallergisch wirksame Metabolit flüchtig auftreten kann, können bei besonderen wissenschaftlichen Fragestellungen auch sequentielle Belichtungen zu unterschiedlichen Zeitpunkten nach der oralen Provokation erfolgen. Bei mehreren verdächtigen Medikamenten muß die orale Provokationstestung mit Belichtung von Testfeldern ggf. sukzessive für jedes Medikament durchgeführt werden.

5.5. Therapie

Die Therapie der photoallergischen Dermatitis entspricht der der allergischen Kontaktdermatitis bzw. dem hämatogenen Kontaktekzem. Lokal werden Kortikosteroide der Wirkstoffklassen IV bis III angewandt, je nach vorherrschender Lichenifikation oder Exsudation in Salben- oder Creme-Grundlage (z.B. Dermoxin®, Nerisona®, Advantan®). Bei starkem Juckreiz kann ein systemisches Antihistaminikum gegeben werden (Cetirizin, z.B. Alerid®, Loratadin, Lisino®), wobei solche vom zentral sedierenden Typ (Promethazin, z.B. Atosil®, Alimemazin, Repeltin®, Hydroxyzin, z.B. Atarax®), zu meiden sind, die selbst potentielle Photoallergene darstellen. Bei ausgedehnten oder schweren Fällen mit starker Exsudation sollten systemisch Kortikosteroide in einer Dosis von etwa 1 mg/kg Körpergewicht für etwa 5 Tage gegeben werden. Bei nicht ausreichender Besserung muß dann die Steroidmedikation schrittweise ausschleichend über meist maximal 2 Wochen reduziert werden. Möglicherweise photoallergen wirksame Medikamente sollten abgesetzt und ggf. durch andere, chemisch nicht verwandte ersetzt werden. Für einige Tage bis zur mutmaßlichen Elimination des Photoallergens aus der Haut sollte eine weitere Insolation (cave auch UV-A durch Fensterglas) möglichst vermieden werden.

5.6. Prophylaxe

Die Prophylaxe der photoallergischen Dermatitis besteht in der Identifizierung und Meidung der photoallergisch wirksamen Substanz(en). Dies sollte auch bei nur schwer ersetzbaren Medikamenten erfolgen, da die Natur der Allergie mit ständiger Boosterung der fehlgeleiteten spezifischen Immunreaktion eine weitere Gabe nicht vertretbar macht. Auch ein konsequenter Lichtschutz durch Verhalten, Kleidung und Anwendung von topischen Lichtschutzmitteln kann hierfür keinen Ersatz darstellen, da ein ausreichender Lichtschutz unter praktischen Alltagsbedingungen realistisch nicht zu erreichen ist, da die Tendenz besteht, daß sich Photoallergien auf weitere Substanzen (cave chemisch wirksame topische Lichtschutzmittel als potente Photokontaktallergene) ausdehnen und eine Chronifizierung mit Übergang in eine Chronisch aktinische Dermatitis möglich ist. Aus den genannten Gründen sollten Patienten mit einer gesicherten Photoallergie vom Spättyp grundsätzlich keine chemisch wirksamen Lichtfiltersubstanzen mehr verwenden. Nur topische Lichtschutzpräparate mit rein physikalisch wirksamen Lichtschutzsubstanzen (z.B. mikronisiertes Titandioxid) dürfen verwendet werden. Auch parfümierte Externa sind von diesen Patienten strikt zu meiden. Medikamente, deren erhöhtes Risiko als Photoallergen zu wirken bekannt ist (Nichtsteroidale Antiphlogistika vom Typ der Arylessig- bzw. Arylpropionsäure ("-fenac", "-xicam"), Neuroleptika, Griseofulvin, Resochin, Chinidin, Quinolone) sollten nur bei zwingender Indikation und fehlender therapeutischer Alternative weiter gegeben werden, um der Gefahr einer Photosensibilisierung gegen weitere Substanzen zu begegnen.

Chronisch aktinische Dermatitis

6. Chronisch aktinische Dermatitis

Der Begriff der "Chronisch aktinischen Dermatitis" (CAD) wurde in den letzten Jahren aus dem angloamerikanischen Sprachgebrauch übernommen und subsumiert mehrere ältere Bezeichnungen von Entitäten bzw. deren Varianten wie beispielsweise die photosensitive Dermatitis, das photosensitive Ekzem, die Persistierende Lichtreaktion und das Aktinische Retikuloid, die wohl eher Stadien einer einheitlichen Entität darstellen. Dagegen ist das photoaggravierte bzw. photoprovozierbare atopische Ekzem eher auszugliedern. Typisch für diese Erkrankung ist das Auftreten eines (histologisch spongiotischen) Ekzems im Anschluß an Licht- oder UV-Expositionen, ohne daß ein klinisch relevantes Photo(kontakt)allergen identifiziert werden kann. Das auslösende Spektrum ist breit und umfaßt meist UV-B und UV-A, gelegentlich auch sichtbares Licht. Die MED für UV-B und UV-A sind in der Regel hochpathologisch erniedrigt. Da eine auch geringe UV-Exposition (oder gar Exposition zu sichtbarem Licht) unter praktischen Umständen des täglichen Lebens fast nie vollständig gemieden werden kann, entwickeln die Patienten sehr hartnäckige infiltrierte Ekzeme in den chronisch lichtexponierten Arealen, die nach Jahren des Bestehens in das klinische und histologische Bild eines sogenannten Pseudolymphoms, Prämykosids oder eines kutanen T-Zell-Lymphoms übergehen können.

6.1. Epidemiologie

Die genaue Inzidenz der Chronisch aktinischen Dermatitis ist nicht bekannt. Es handelt sich um ein seltenes Krankheitsbild, das bevorzugt bei älteren Männern über 60 Jahren auftritt. In unserem Patientengut fanden wir jedoch immerhin von 24 Patienten 46 % Frauen. Das mittlere Lebensalter lag bei 58 ± 21 Jahren, ohne wesentlichen Unterschied zwischen den Geschlechtern. Für den Zeitraum vor dem Auftreten ihrer Photosensitivität ordneten sich 80 % der Patienten dem Hauttyp III, 16 % dem Hauttyp II und nur ein Patient dem Hauttyp I nach Fitzpatrick zu. Bei 29 % der Patienten mit Chronisch aktinischer Dermatitis ließ sich zumindest eine photokontaktallergische Reaktion im Photopatchtest nachweisen. Relevante Photoallergene waren:

- Kompositen-Mix (3x)
- Distel, Goldregen, Mutterkraut (je 1x)
- 5-Brom-4'-Chlorsalicylanilid (Fenticlor, 2x)
- Kolophonium, Perubalsam, Moschus und Ibuprofen (je1x)

In den letzten Jahren wurden auch Patienten mit einer Photokontaktallergie gegen chemische Lichtschutzfiltersubstanzen (z.B. Zimtsäureester) beschrieben.

6.2. Pathogenese

Die Pathogenese ist ungeklärt. Auffällig ist, daß bei einer Vielzahl der Patienten eine oder auch oft mehrere Photokontaktallergien nachgewiesen werden können. Fast alle Patienten haben zudem intensive, oft polyvalente allergische Kontaktsensibilisierungen vom Spättyp z.B. gegen Kompositen und andere auch aerogen wirksame Allergene. Aber auch bei strikter und langfristiger Karenz identifizierter (Photo-)Kontaktallergene bleibt die licht- bzw. UV-Provozierbarkeit der Ekzemreaktion jahrelang (unbehandelt vermutlich auf Dauer) bestehen. Postuliert wird zur Erklärung ein okkultes, in der Haut persistierendes exogenes Photoallergen, das bei jeder Belichtung zu einer Stimulierung und Boosterung der delayed-type-hypersensitivity-T-Zellen führt. Die kontinuierliche exogene Zufuhr eines unidentifizierten Photoallergens oder -Haptens (z.B. durch die Nahrung) kann im Einzelfall nicht ausgeschlossen werden. Auch das Vorhandensein eines endogenen Typ-IV-Photoallergens, analog der PLD - die eine völlig andere Klinik aufweist - als möglicher Auslöser ist nicht auszuschließen. Da der Provokationsfaktor UV-Strahlung bzw. sichtbares Licht nicht vollständig eliminiert werden kann, kommt es durch die dauerhafte Stimulation der zellulären Immunität zu einer klinischen und histologischen Chronifizierung des Ekzems, nach jahrelangem Verlauf in einzelnen Fällen auch zu einem Übergang in ein autonomes Wachstum spezifischer, aktivierter T-Helfer/DTHS-Zellen im Sinne eines initialen kutanen T-Zell-Lymphoms. Ein dauerhafter Proliferationsreiz für eine Zellpopulation birgt ein erhöhtes Risiko für eine maligne Entartung und wird bei der Pathogenese des kutanen T-Zell-Lymphoms neben anderen Faktoren diskutiert. Systematische Untersuchungen zur Klonalität von T-Zellen in solchen Fällen von "aktinischem Retikuloid" könnten zur Einordnung dieser Verläufe und deren Abgrenzung zum echten kutanen Lymphom sicherlich weiter helfen, sind aber schwierig, da diese Fälle eine Rarität darstellen.

6.3. Klinik

Klinisch ist die Erkrankung durch eine chronische, flächige Ekzematisation mit deutlicher Betonung der chronisch lichtexponierten Hautpartien (Gesicht, Hals, Handrücken) gekennzeichnet. Infiltration, Lichenifikation und fein- bis mittellamellöse Schuppung des deutlichen bis dunkel- bzw. lividroten Erythems sind typisch, wenngleich auch exsudative Veränderungen wie kleine Erosionen und Rhagaden in einzelnen Partien vorkommen (Abb. 6.1a-f).

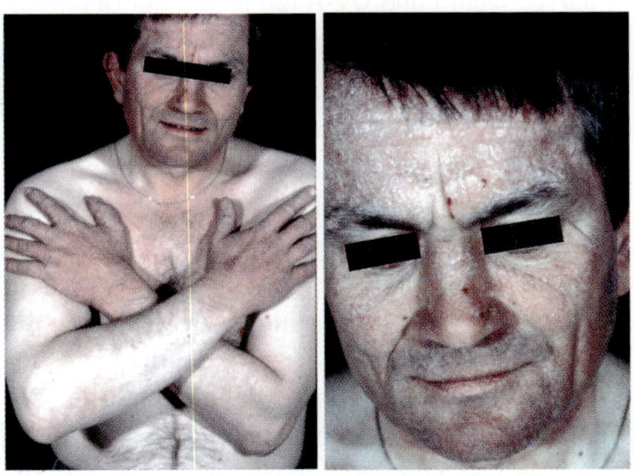

a b

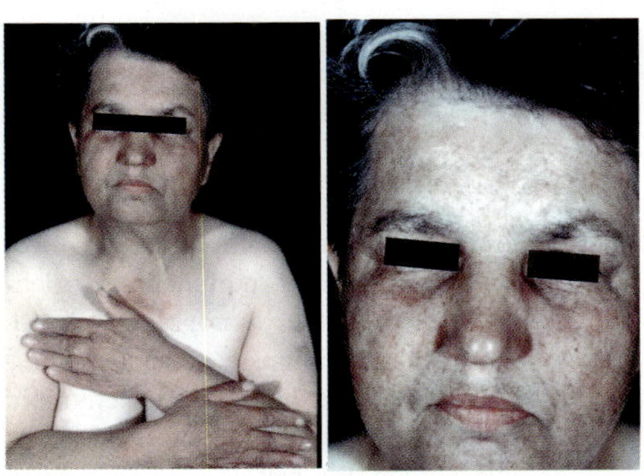

c d

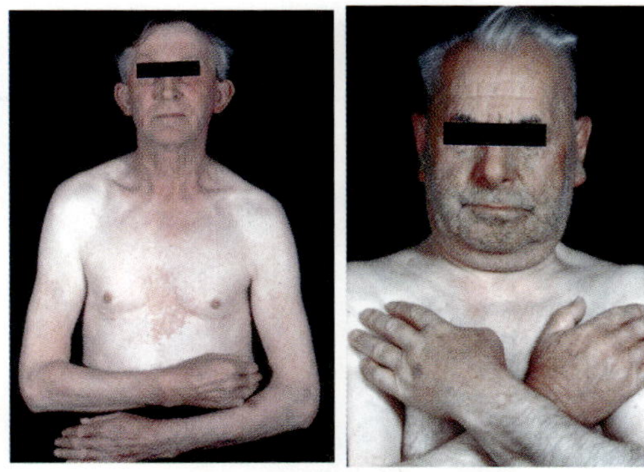

e f

Abb. 6.1a-f: Das "Gesicht" der Chronisch aktinischen Dermatitis: Vorwiegend ältere Patienten mit unscharf begrenzten chronifizierten Ekzemen der chronisch lichtexponierten Areale. Pseudodepressiver Gesichtausdruck durch Lichenifikation.

Die Abgrenzung zu lichtgeschützten Arealen ist nicht sehr scharf, jedoch gut erkennbar. Am Haaransatz, retroaurikulär und unter dem Kinn finden sich oft unscharf begrenzt ausgesparte Areale. Juckreiz, gelegentlich auch Brennen, sind meist vorhanden. Die peripheren Lymphknoten in der Nähe der betroffenen Hautpartien (Axillen, Hals, Kieferwinkel, Nacken) sind meist deutlich und indolent geschwollen, im Sinne einer unspezifischen dermatopathischen Lymphadenopathie. Im Falle des Übergangs zum "aktinischen Retikuloid" werden einzelne Herde plaqueartig prominenter und tendenziell schärfer zur Umgebung abgrenzbar (Abb. 6.2a+b). Eine unspezifische oder muzinöse Alopezie kommt vor, die Lymphknotenschwellung ist die Regel.

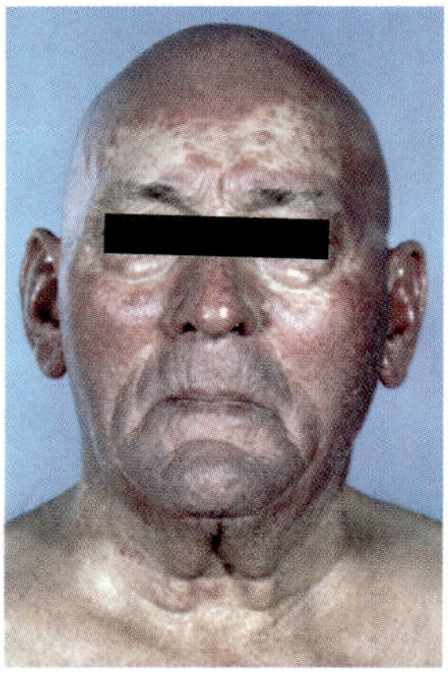

a

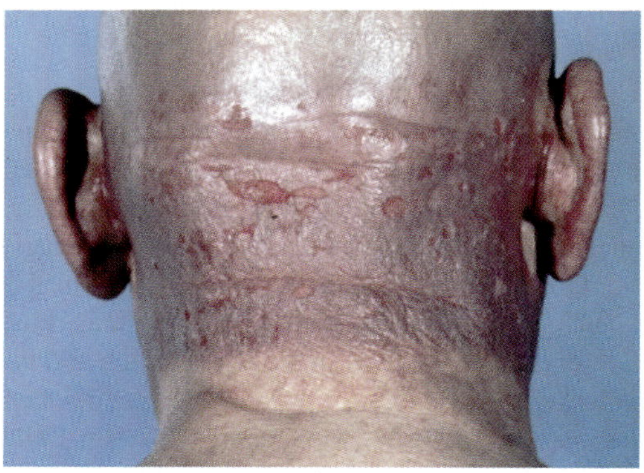

b

Abb. 6.2a+b: Aktinisches Retikuloid.

6.4. Diagnostik

Die Klinik bietet meist einen hinweisenden Befund. Die chronische Ekzem-Morphe und insbesondere die Lokalisation nur in chronisch lichtexponierten Arealen sprechen für die Diagnose. Häufig wird das Krankheitsbild jedoch längere Zeit als head-and-neck-type des Atopischen Ekzems, airborne-contact-dermatitis oder einfaches (Photo-) Kontaktallergisches Ekzem mißdeutet. Die schnellste Bestätigung der Diagnose erbringt der Nachweis der meist extremen Verminderung der Erythemschwellen auf UV-A und UV-B (Abb. 6.3). Meist sind alle Testfelder deutlich gerötet und das, wegen des intensiven Sensibilisierungsgrades, schon nach 24 Stunden. Eine typische Ekzemmorphe bildet sich dann in den Testfeldern in den nächsten Tagen aus. Es ist darauf zu achten, daß der Patient zum Zeitpunkt der MED-Bestimmung keine photosensibilisierenden Medikamente einnimmt bzw. am Testort topisch anwendet. Aber eine solch extreme Verminderung beider UV-Erythemschwellen kommt bei einfacher phototoxischer bzw. photoallergischer Sensibilisierung praktisch nicht vor. Auch eine Provokations-Belichtung mit sichtbarem Licht kann noch ergänzend durchgeführt werden.

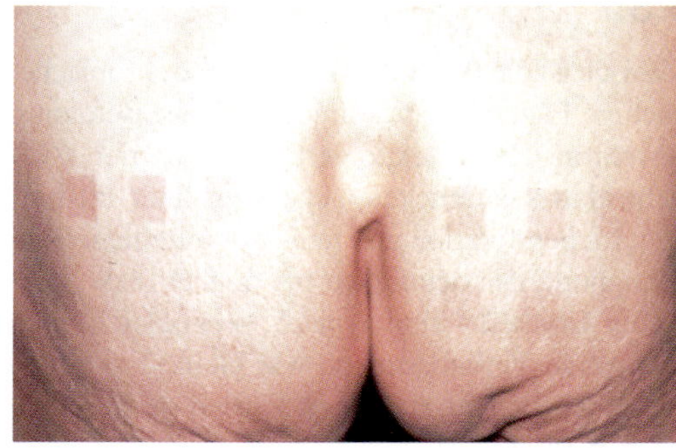

Abb. 6.3: Pathologische Erythemschwellen für UV-B (< 0,0125 J/cm^2) und UV-A (20 J/cm^2) bei Chronisch aktinischer Dermatitis.

Als nächstes wird dann ein belichteter Epikutantest (Photopatchtest) durchgeführt. In diesen können neben den Substanzen der Standardreihe der AG Photopatchtest der DDG (Fa. Hermal) auch anamnestisch verdächtige Medikamente bzw. Nutritiva zermörsert oder gelöst einbezogen werden. Nach 24-stündiger Einwirkungszeit wird dann die zu belichtende Hälfte des Testfeldes mit einer suberythematogenen UV-A-Dosis belichtet, die sehr niedrig (< 0,7 J/cm^2) sein kann, und die Testfelder 24, 48 und 72 Stunden danach abgelesen. Die Interpretation der Testergebnisse erfolgt wie oben beschrieben (s. 5.4.). Darüber hinaus sollte auch noch eine aktuelle unbelichtete Epikutantestung (zumindest der Standardreihe) durchgeführt werden.

Eine Biopsie zur histologischen Untersuchung der Haut, eine Lymphknotensonographie evtl. geschwollener lokoregionärer peripherer Lymphknoten und, bei suspektem Sonographiebefund, auch eine Lymphknotenbiopsie sollte bei klinischem Verdacht auf ein aktinisches Retikuloid oder ein kutanes T-Zell-Lymphom unbedingt durchgeführt werden. Bei histologisch suspektem Befund sollte zusätzlich eine molekularbiologische Klonalitätsbestimmung des T-Zell-Rezeptors der Infiltratzellen, eine Lymphozytensubpopulationsbestimmung aus dem peripheren Blut, sowie ein handausgestrichenes Differentialblutbild (Sézary-Zellen) durchgeführt werden.

6.5. Therapie

Lokal werden Kortikosteroide der Wirkstoffklassen IV bis III angewandt, je nach vorherrschender Lichenifikation oder Exsudation in Salben- oder Creme- Grundlage (z.B. Dermoxin®, Nerisona®, Advantan®). Bei starkem Juckreiz kann ein systemisches Antihistaminikum gegeben werden (Cetirizin, z.B. Alerid®, Loratadin, Lisino®) wobei solche vom zentral wirkenden (= sedierende) Typ (Promethazin, z.B. Atosil®, Alimemazin, Repeltin®, Hydroxyzin, z.B. Atarax®), nicht gegeben werden sollten, da sie selbst potentielle Photoallergene darstellen,. Nach Sicherung der Diagnose durch Licht- und Allergietestung können bei ausgedehnten oder schweren Fällen initial systemisch Kortikosteroide in einer Dosis von etwa 1 mg/kg Körpergewicht für einige Tage ggf. schrittweise ausschleichend gegeben werden. Möglicherweise photoallergen wirksame Medikamente und Externa (cave chemische Lichtschutzmittel!) sollten abgesetzt und ggf. durch andere, chemisch nicht verwandte bzw. physikalische Lichtschutzmittel ersetzt werden. Für mehrere Wochen sollte eine weitere Insolation (cave auch UV-A durch Fensterglas) strikt vermieden werden. Dies wird in der Regel nur unter stationären Bedingungen erreichbar sein. Die Patienten sollten im Krankenzimmer nicht am Fenster liegen, die Fenster sollten mit einer UV-A-dichten Folie abgeklebt sein bzw. mit einem entsprechenden Spezialrollo ausgestattet sein.

Nach der genannten Diagnostik und symptomatischen Akuttherapie wird eine möglichst kurative PUVA-Therapie eingeleitet. Diese wird klassischerweise als systemische orale 8-MOP-Behandlung durchgeführt. Über die Anwendung von Bade-PUVA liegen noch keine hinreichenden Erfahrungen vor. Die PUVA-Therapie der CAD weist eine Reihe von Besonderheiten gegenüber der Therapie anderer Dermatosen auf. Die initiale suberythematogene UV-A-Dosis wird extrem gering sein (<0,25 J/cm^2) und wird mittels vorheriger PUVA-Erythemschwellenbestimmung ermittelt. Die Steigerung der Dosis frühestens alle 72 Stunden erfolgt sehr vorsichtig (0,1 J/cm^2). Die Therapiedauer ist auf mindestens 6 Monate (viermal wöchentlich) zu veranschlagen. Maßstab des Behandlungserfolges ist nicht nur die Besserung bzw. Abheilung der akuten ekzematösen Hautveränderungen, sondern in gleicher Weise die Verbesserung der pathologischen Erythemschwellen für UV-A und UV-B. Diese sollten etwa alle ein bis zwei Monate bestimmt werden. Erst wenn die Erythemschwellen eine bestimmte Dosis (z.B. 0,0125 J/cm^2 UV-B bzw. 0,7 J/cm^2 UV-A) überschreiten, ist an eine ambulante Weiterführung der Therapie zu denken. Auch nach Entlassung sollten entsprechende Lichtschutzmaßnahmen (Ausgang Morgen- oder Abendstunden, Kleidung und Kopfbedeckung, physikalische Lichtschutzmittel, UV-A-dichte Folien auf Wohnungs- und Autofensterscheiben) konsequent fortgesetzt werden. Ziel der PUVA-Therapie sollte eine möglichst weitgehende Normalisierung der Erythemschwellen (mindestens 0,050 J/cm^2 UV-B bzw. 15 J/cm^2 UV-A) sein. In den meisten Fällen gelingt zumindestens eine weitgehende Annäherung an diese Werte, die dem Patienten ein nur noch wenig eingeschränktes Leben mit dem Licht ermöglicht. Die partielle Normalisierung der UV-Empfindlichkeit der Patienten hält meist auch nach Beendigung der PUVA-Therapie nach frühestens 6 Monaten zumindestens mittelfristig, häufig dauerhaft an. Initial sollten alle drei Monate die MED-Schwellen erneut bestimmt werden. Kommt es in der weiteren Folge zu einem erneuten deutlichen Absinken der Erythemschwellen oder kommt es zu einem Rezidiv der ekzematösen Hauterscheinungen (ggf. Verlaufshistologie!), kann eine erneute 6-monatige PUVA-Therapie eingeleitet werden.

Auch wenn Patienten mit CAD, die nicht befriedigend mit PUVA behandelt bzw. eingestellt werden können eher die Ausnahme sein dürften, wurden auch systemische immunsuppressive Behandlungskonzepte entwickelt, die jedoch u.E. PUVA-Therapieversagern bzw. Patienten mit zwingender Kontraindikation gegen PUVA vorbehalten bleiben sollten, da diese eher als Dauertherapie mit entsprechenden Nebenwirkungsrisiken anzusehen sind. Hierzu zählt die systemische Therapie mit Ciclosporin A (Sandimmun-Optoral®, initial 2,0-6,0 mg/kg Körpergewicht, später 1,5-4,0 mg/kgKGW pro Tag p.o. unter Kontrolle des Serumspiegels [100-200 ng/ml]) oder Azathioprin (Imurek®, 50-150 mg pro Tag p.o.), ggf. kombiniert mit systemischen Kortikosteroiden (6 mg pro

Tag p.o.). Azathioprin war in einer placebokontrollierten Studie bei einer Gabe über 6 Monate bei 6 von 8 Patienten bezogen auf die ekzematösen Hautveränderungen gut wirksam. Untersuchungen über eine Veränderung der MEDs unter der Therapie und zum Langzeiteffekt nach Absetzen wurden nicht mitgeteilt. Die Therapie mit Cyclosporin A erbrachte bei 16 von 17 publizierten Patienten eine deutliche Besserung bis Abheilung des Hautbefundes und eine Verbesserung der Lichttoleranz. Bei fast allen Patienten kam es jedoch nach Absetzen zu einem Rezidiv binnen weniger Wochen bzw. Monate, so daß eine Dauertherapie mit Cyclosporin - zumindest während des Sommerhalbjahres- erforderlich wurde. Die Kombination mit systemischer oder Bade-PUVA war in Einzelfällen gleichfalls erfolgreich und führte z.T. zur langfristigen Abheilung. Beim aktinischen Retikuloid liegen Erfahrungen mit Cyclosporin bei wenigen Einzelfällen vor. Nach gutem initialen Ansprechen kam es jedoch in einem Teil der Fälle trotz laufender Therapie zu Rezidiven bzw. zu einem Progress im Sinne eines Pseudolymphoms. Ein Patient entwickelte unter der immunsuppressiven Therapie ein Kaposi-Sarkom. Bei einigen der ja meist älteren Patienten mußte die Therapie mit Cyclosporin wegen renalen bzw. kardiovaskulären Nebenwirkungen abgebrochen werden. Systemisch wirksame Lichtschutzmittel wie Chloroquin und Beta-Caroten können gegeben werden, dürften allein aber keinen nennenswerten Therapieeffekt bei dieser Erkrankung haben.

Die Durchführung der extrakorporalen Photophorese könnte als experimentelles Therapieverfahren in Betracht gezogen werden, da dieses zur Induktion einer spezifischen Immuntoleranz (eines okkulten persistierenden Photoallergens) führen könnte und bei schweren chronischen Formen von Ekzemkrankheiten sowie beim kutanen T-Zell-Lymphom in vielen Fällen erfolgreich ist.

Bei eindeutiger Diagnosestellung des Übergangs in ein kutanes T-Zell-Lymphom sollte die PUVA-Therapie ggf. länger, mindestens 3 Monate über die klinische vollständige Remission hinaus und mit höheren UV-A-Enddosen (> 5 J/cm^2) durchgeführt werden. Die zusätzliche Gabe von systemischen Retinoiden kann erwogen werden, die zusätzliche Gabe von Interferon-alpha ist wegen der möglicherweise immunstimulierenden Wirkung problematisch. Allerdings wurde Interferon-alpha in einem Fall von CAD erfolgreich therapeutisch eingesetzt. Auch eine milde Chemotherapie (Knospe- oder Weinstein-Schema) wäre alternativ zu erwägen, sollte aber möglichst nicht simultan mit der PUVA-Therapie erfolgen.

6.6. Prophylaxe

Die Prophylaxe eines Rezidivs der CAD besteht in der möglichst strikten Meidung potentiell photosensibilisierender Medikamente und Externa (s. 5.6.) sowie der beim Patienten bekannten Kontaktallergene. Auch ein Lichtschutz durch Verhalten, Kleidung und Anwendung von topischen Lichtschutzmitteln ist langfristig erforderlich. Aus den genannten Gründen sollten Patienten mit einer gesicherten Photoallergie vom Spättyp grundsätzlich keine chemisch wirksamen Lichtfiltersubstanzen verwenden, sondern ausschließlich rein physikalisch wirksame (z.B. mikronisiertes Titandioxid).

Porphyrien

7. Porphyrien

Porphyrien sind eine Gruppe heterogener Erkrankungen, deren gemeinsame Basis die fehlerhafte Produktion von Häm darstellt. Die zugrundeliegenden Enzymdefekte können sowohl angeboren als auch erworben sein. Als Folge dessen kommt es zu einer erhöhten Lichtsensibilität bedingt durch exzessive Ansammlung von Porphyrinen, bzw. deren Vorläufern in Haut, Blut, Urin und Faeces.

7.1. Pathogenese

7.1.1. Porphyrin-Häm-Stoffwechsel

Zum Verständnis der unterschiedlichen Porphyrie-Krankheitsbilder ist die Kenntnis der Häm-Biosynthese und deren Regulation unabdingbar.

Ausgangspunkt des Häm-Synthesevorgangs (=Ferroprotoporphyrin) sind je 8 Moleküle Glyzin sowie Succinyl-CoA, die durch die kurzlebige ALA-Synthase zur δ-Aminolävulinsäure synthetisiert werden. Ein Vorgang der analog in der Leber und in den Erythrozyten abläuft und speziell in der Leber einem Feedback-Regulationsmechanismus unterliegt: Liegt ausreichend produziertes Häm vor, wird über verschiedene Mechanismen, in erster Linie über eine direkte Repression der ALA-Synthase, die Neuproduktion von δ-ALA reduziert. Speziell in der Leber nehmen aber auch andere Faktoren Einfluß auf die ALA-Synthase: Während Gallensalze, Sexualhormone, Corticosteroide und Eisen fördern, senkt Glucose die ALA-Synthase-Aktivität. Ferner können eine Reihe von Medikamenten die ALA-Synthase-Aktivität stimulieren, insbesondere Barbiturate, wobei es sich hierbei um einen indirekten Effekt über Induktion und Verbrauch von Cytochrom P450 handelt, welches selbst wiederum das Hauptprodukt der ALA in der Leber darstellt.

Neuere Erkenntnisse weisen im übrigen daraufhin, daß Erythrozyten-Ferrochelatase und weniger die ALA-Synthase das limitierende Enzym darstellt.

Die weiteren Verstoffwechselungen der δ-ALS bis zum Häm erfolgt über eine Kaskade von Enzymen, die bei entsprechenden Defekten zu einer Akkumulation der zugehörigen Vorstufen führt (Tab. 7.1).

Der Defekt der PBG-Desaminase bedingt die Anschoppung von Porphobilinogen, klinisch verbunden mit dem Krankheitsbild der akuten intermittierenden Porphyrie. Entsprechend verhält es sich mit der Uroporphyrinogen-III-Synthetase und Anschoppung von Hydroxymethylgallensäure (CEP), Uroporphyrinogendecarboxylase und Uroporphyrinogen-III (PCT und HEP) sowie der Ferrochelatase und Protoporphyrin-IX (Protoporphyrie).

7.1.2. Porphyrininduzierte Photosensitivität

Porphyrine werden durch Licht von 400 nm Wellenlänge angeregt und sind mit einer kräftigen Rotfluoreszenz verbunden. Physiologisch wird eine geringe Menge freier Porphyrine ausgeschieden, die aber keine biologische Relevanz haben.

Werden größere Mengen von Porphyrin mit Licht von ca. 400 nm ("Soret-Band") in Gegenwart von Sauerstoff exponiert, kommt es zur Anregung von Elektronen, die ihrerseits zur Produktion von freien Radikalen und Sauerstoffradikalen Anlaß geben. Diese wiederum reagieren bevorzugt mit ungesättigten Fettsäuren mit der Folge von Proteinvernetzungen und Zerstörung von Sulfhydroxylgruppen, wodurch es zur Zellwandschädigung und lysosomaler Membranen kommt. Dieser Vorgang kann im übrigen durch Beta-Caroten unterbrochen werden, welches freie Radikale und Sauerstoffradikale wegzufangen scheint und erfahrungsgemäß zu den prophylaktisch wirksamen Therapeutika gehört.

Mit Ausnahme der akuten intermittierenden Porphyrie (ALA-Synthasedefekt) zeigen alle Porphyrien eine Photosensitivität mit überwiegender Fluoreszenz im 400 nm-Bereich, in geringerem Maße auch bei ca. 550-600 nm, da eine Chelatbildung der Porphyrine mit Zinn, Zink oder Magnesium bei diesen Wellenlängen mit einer Fluoreszenz verbunden ist (nicht hingegen z.B. bei Chelatbildung mit Mangan oder Kupfer).

7.1.3. Klassifizierung

Die Klassifikation der Porphyrien kann einerseits nach hepatischen oder extrahepatischen Formen

Enzymdefekt	Stoffwechselweg	Porphyrietyp
	Glycine + Succinyl - CoA	
ALA Synthase	↓	
	Delta-Aminolaevulinsäure	
ALA-Dehydratase	↓	ALA-Dehydratase-Mangel
	Porphobilinogen (PBG)	
PBG-Desaminase	↓	akute intermittierende Porphyrie
	Hydroxymethylgallensäure	
Uroporphyrinogen III Synthase	↓	kongenitale erythropoetische Porphyrie
	Uroporphyrinogen III	
Uroporphyrinogen-decarboxylase	↓	Porphyria cutanea tarda Hepato-erythropoetische Porphyrie
	Coproporphyrinogen III	
Coproporphyrinoxidase	↓	hereditäre Coproporphyrie
	Protoporphyrinogen IX	
Protoporphyrinogenoxidase	↓	Porphyria variegata
	Protoporphyrin IX	
Ferrochelatase	↓	erythropoetische Protoporphyrie
	Häm	

Tab. 7.1: Stoffwechselweg der Häm-Synthese, erforderliche Enzyme, deren mögliche Defekte und resultierende Porphyrieerkrankungen.

erfolgen (je nach Herkunft des defekten Enzyms), andererseits in bezug auf den Enzymdefekt selbst vorgenommen werden - wobei allerdings die Überproduktion solcher Porphyrinmetaboliten nicht zwingend mit einer klinischen Symptomatik verbunden sein muß. Die Mehrzahl der Porphyrien wird autosomal dominant vererbt, Ausnahmen sind die CEP mit autosomal rezessivem Erbgang und die akquirierten Formen der ansonsten autosomal dominant vererbten PCT.

7.2. Erythropoetische Protoporphyrie (EPP)

Exemplarisch für eine erythropoetische Porphyrie soll die EPP besprochen werden.

Hierbei handelt es sich um ein komplexes autosomal vererbtes Leiden mit einem Enzymdefekt der Ferrochelatase, welches am Ende der Enzymkaskade Protoporphyrin in Häm umwandelt. Ging man früher von einem ausschließlich autosomal dominanten Erbgang aus, haben neuere Studien auch rezessiv vererbte Stammbäume nachweisen können. Die Enzymaktivität in Erythrozyten ist auf 10-25 % reduziert, ebenso in kultivierten Fibroblasten. Die Inzidenz liegt unabhängig von der Rasse bei ca. 1:100 000. Das Ferrochelatasegen ist bereits geklont und auf dem Chromosom 18 identifiziert. Da auch ein Tiermodell mit identischem Defekt existiert, ergeben sich hier für die Zukunft mögliche Therapiestrategien über Gentransfer.

7.2.1. Klinik

Klinisch manifestiert sich die EPP meist im frühen Kindesalter, im Mittel ab ca. 4 Jahren. Typischerweise kommt es im Frühjahr und Frühsommer innerhalb von Minuten (bis max. 1 Stunde) nach Sonnenexposition zu brennenden Mißempfindungen im Gesicht (Stirn, Nase, Wangen, Kinn) und Handrücken, gefolgt von Erythemen, Urticae und auch ekzematösen Veränderungen (Abb. 7.1a+b). In seltenen Fällen kann es auch zu Blasenbildung und tiefreichenden Defekten mit Krusten, bzw. später Mutilation kommen. Nach langjährigem

Verlauf, der allerdings auch bei der Mehrzahl der Patienten im 12.-15. Lebensjahr mit einer spontanen Abheilung einhergeht, verbleiben meist nur flache Narben. Die Leberbeteiligung ist meist nur geringfügig und zeigt leichte Transaminasenerhöhung. Schwerere Leberschäden kommen nur bei ca. 10 % der Betroffenen vor, vermehrt bei rezessiven Erbgängen. Bei ca. 1 % kommt es hierbei zu fatalen Verläufen. Die klinische Manifestation der schweren Lebererkrankungen erfolgt meist in der zweiten und dritten Lebensdekade und scheint durch Überladung mit Protoporphyrinen mit konsekutiver Leberschädigung verbunden zu sein. Die gestörte Ausscheidung über die Galle ist häufig mit Gallensteinen verbunden, die fast ausschließlich aus Protoporphyrin zusammengesetzt sind.

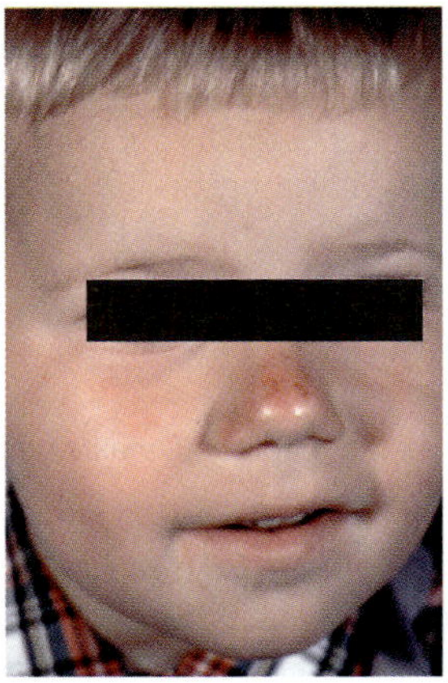

a

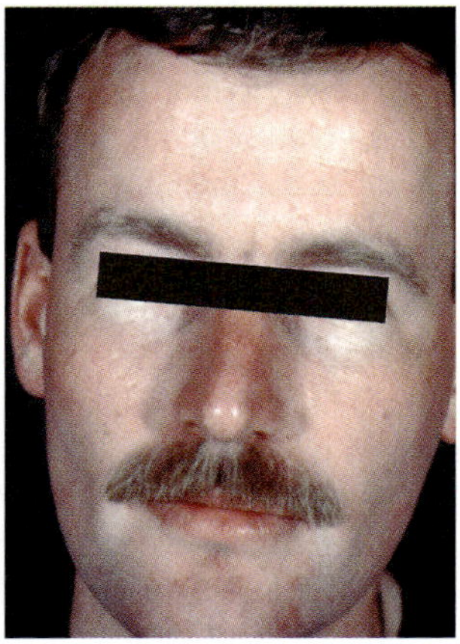

b

Abb. 7.1a+b: Erythropoetische Protoporphyrie: Beginn im frühen Kindesalter (a), Persistenz im jungen Erwachsenenalter (b). Typisch: brennende Mißempfindungen, "instinktive" Lichtscheu.

7.2.2. Diagnostik

Diagnostisch hinweisend ist der Nachweis von einer rötlichen Fluoreszenz der Erythrozyten, weniger verläßlich der Faeces, durch Exposition mit einer Lichtquelle von 400 nm. Da Protoporphyrine nicht wasserlöslich sind, erfolgt keine Ausscheidung über den Urin. Eine leichte hypochrome, mikrozytäre Anämie, bei 20-30 % der Patienten nachweisbar, ist durch die gestörte Häm-Synthese, nicht durch fehlendes Eisen bedingt.

Die Histologie zeigt im Bereich der Gefäße im subepithelialen Gefäßplexus eine amorphe PAS-positive Wandverdickung (Glykoproteine), die als Folge der Lichtschädigung der Endothelien mit Ablagerung von Protoporphyrin in Lipidstrukturen angesehen wird. Meist lassen sich keine nennenswerten entzündlichen Infiltrate nachweisen.

Die Erythemschwellenbestimmungen zeigen in der Regel unauffällige MED-Werte für UV-A und UV-B, allerdings gibt etwa ein Drittel der Patienten einen stechenden Schmerz unter UV-A verbunden mit einem Soforterythem an. Provokationstestung mit höheren Dosen UV-A1 (30-100 J/cm^2) induzieren ähnliche, unspezifische Symptome.

7.2.3. Therapie

An erster Stelle steht ein adäquater Lichtschutz, am besten durch passende Kleidung und durch die Anwendung von titanoxidhaltigen Sonnencremes. Zusätzlich kann Beta-Caroten in einer Dosis von 100-200 mg pro Tag versucht werden. UV-B (311 nm) und PUVA können durch Induktion einer Epidermishyperplasie und Melanozytenaktivierung zu einer besseren Lichtabsorption im kritischen 400 nm-Bereich beitragen. Zur Prophylaxe einer Leberzellschädigung sollten Alkohol und hepatotoxische Medikamente unbedingt vermieden werden. Bei bereits eingetretener Leberzellschädigung kann eine orale Eisentherapie, Bluttransfusion oder i.v.-Hämatin zur Unterdrückung der Häm-Synthese versucht werden. Die Einnahme von Cholestyramin (z.B. Quantalan®) soll den enterohepatischen Porphyrinkreislauf unterbrechen, die Gabe von Gallensalzen die Ausscheidung der Protoporphyrine über die Galle erleichtern. Bei eingetretener Zirrhose wurden Lebertransplantationen erfolgreich durchgeführt, allerdings mit dem Langzeitrisiko einer Schädigung auch des neuen Organs, da durch die operative Maßnahme der eigentliche Schädigungsmechanismus nicht behoben wird.

7.3. Kongenitale erythropoetische Porphyrie (Morbus Günther)

Als zweite erythropoetische Porphyrie sei hier kurz auf die kongenitale erythropoetische Porphyrie (CEP) Günther hingewiesen, hervorgerufen durch einen Enzymdefekt der Uroporphyrinogen-III-Synthetase. Dieses sehr seltene autosomal rezessiv vererbte Krankheitsbild zeigt schon in frühester Kindheit (meist in den ersten Lebensmonaten) hohe Lichtempfindlichkeit mit ekzematischen und bullösen Hautveränderungen, die zu schweren Mutilationen, bevorzugt in lichtexponierten Hautarealen, führen. Zusätzlich zeigen sich Hypertrichosen in geringer betroffenen Hautpartien sowie Hyperpigmentierung im Bereich von Narbenbildungen.

Die ausgeprägte Photophobie, zusammen mit dem klinischen Bild, legt die Vermutung nahe, daß es sich bei den Beschreibungen sog. Werwölfe in den vergangenen Jahrhunderten um Patienten mit CEP gehandelt hat. Weitere Symptome sind Ektropium (durch Narbenzug), Keratokonjunktivitis (bis hin zur Erblindung), hämolytische Anämie und Splenomegalie, Thrombozytopenie, Erythrodontie, porphyrinreiche Gallensteine sowie hyperplastisches Knochenmark und Osteoporose sind weitere Krankheitsmanifestationen, bzw. Folgen. Der Urin zeigt sich rosafarben durch Anreicherung von Uroporphyrin-I, die Fluoreszenzmikroskopie von Knochenmark aber auch von peripheren Erythrozyten zeigt eine kräftige Rotfärbung.

7.4. Porphyria cutanea tarda (PCT)

Als Prototyp der hepatischen Porphyrieerkrankungen soll hier die häufigste Form aller Porphyrien überhaupt, die Porphyria cutanea tarda (PCT), ausführlich besprochen werden. Da es sich hierbei sowohl um akquirierte (sporadisch oder Typ I) Erkrankungen oder um autosomal dominante (familiärer oder Typ II) handelt, zeigt sich trotz des gemeinsamen Enzymdefekts der Uroporphyrinogendecarboxylase eine Heterogenität innerhalb dieses Krankheitsbildes, zumal bei letzterem gleichzeitig eine extrahepatische Aktivitätsminderung des Enzyms in mehr als 50 % der Fälle auch in Erythrozyten nachweislich ist. Die Häufigkeit der PCT variiert weltweit zwischen 1:5000 und 1: 20000, wobei ca. 80 % akquiriert und ca. 20 % familiär auftreten. Als Manifestationsfaktoren für beide, die sporadischen und familiären Formen, sind Umweltfaktoren anzusehen, in erster Linie Alkohol und Östrogene, die bei über 80 % der PCT-Patienten inkriminiert sind. Speziell Alkohol, häufig exzessiv von männlichen PCT-Patienten mißbraucht, fördert die ALA-Synthase, stört die ALA-Dehydrogenase, fördert die Eisenaufnahme bei gleichzeitiger und spezifischer Störung der Leberfunktion.

Östrogene spielen erwartungsgemäß bei Frauen eine größere Rolle (orale Antikonzeptiva, Hormonsubstitution, Schwangerschaft), sind aber auch bei Männern (z.B. Prostatakarzinombehandlung mit Östrogen) zu beachten. Andere Mechanismen, die über eine Leberzellschädigung zu einer kritischen Enzymaktivitätsreduktion der Uroporphyrinogendecarboxylase führen, sind Hepatitis B- und C-Virus sowie HIV-Infektionen. Die negative Rolle einer Eisenüberladung ist schon lange bekannt, wenn auch nicht gut verstanden, Aderlaßtherapien können zu einer weitgehenden Besserung der PCT beitragen.

Letztlich sei noch auf Umweltgifte, bzw. Katastrophen verwiesen, die zu vieltausendfachen PCT-Erkrankungen in betroffenen Regionen geführt haben, nachdem von den Menschen dort polyhalogenierter Hydrocarbon-verseuchter Weizen verzehrt wurde. Gleiches ist auch durch Exposition mit Dioxinen und Herbiziden bekannt.

Verschiedene Genmutationen wurden mittlerweile aufgedeckt, wobei interessanterweise als Folge Cytochrom-P450-Isoenzyme eine gesteigerte Eisenaufnahme induzieren, die über eine Oxidation von Uroporphyrinogen letztlich die Uroporphyrinogendecarboxylaseaktivität hemmen, indem nicht-porphyrinhaltige Oxidationsprodukte hergestellt werden.

7.4.1. Klinik

Die PCT manifestiert sich überwiegend jenseits des 40. Lebensjahres, wobei insbesondere familiäre Fälle gelegentlich auch in der Kindheit schon auftreten können. Hauptlokalisationsorte sind in erster Linie die lichtexponierten Hautareale, wobei Frühjahr und Sommer mit größerer Krankheitsaktivität einhergehen. Das klinische Bild ist vielfältig, oft ekzematös verkrustet, aber auch gelegentlich mit prallen, intakten Blasen versetzt. Folgen sind Hyper- und Hypopigmentierung, Atrophie und erhöhte Fragilität der Haut, flache Narben - gelegentlich mit Milien versetzt, dazu die v.a. über den lateralen Wangen auftretende Hypertrichose (Abb. 7.2a-c). Eine besondere Manifestation ist die bei immerhin fast 1/5 der PCT-Patienten auftretende Pseudosklerodermie, welche überwiegend akral, gelegentlich aber auch generalisiert auftritt und von einer progressiven systemischen Sklerodermie klinisch fast nicht zu unterscheiden ist. An dieser Stelle sei vermerkt, daß bei langjährigen Hämodialysepatienten PCT-artige Erkrankungen z.T. mit generalisierter Pseudosklerodermie beobachtet werden. Dabei handelt es sich überwiegend um Patienten mit normalen Plasmawerten für Uroporphyrinogen. Andererseits fanden sich bei einer Reihe dieser chronischen Dialysepatienten erhöhte Plasma- und Erythrozytenporphyrinwerte, ohne daß sich klinisch eine Porphyrie entwickelte.

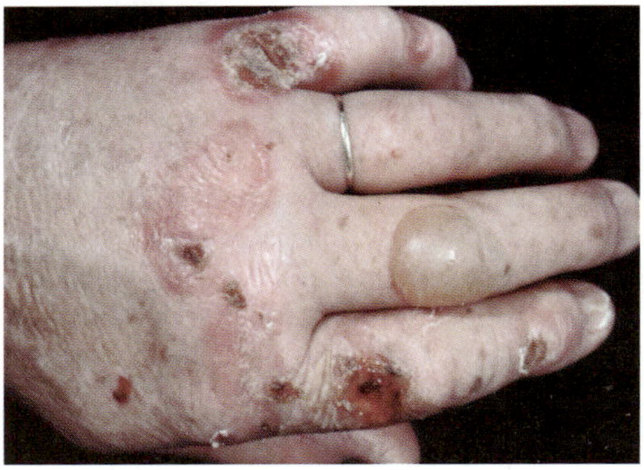

a

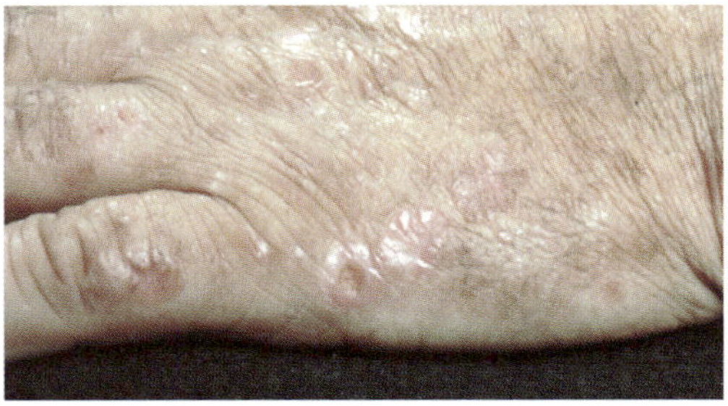

b

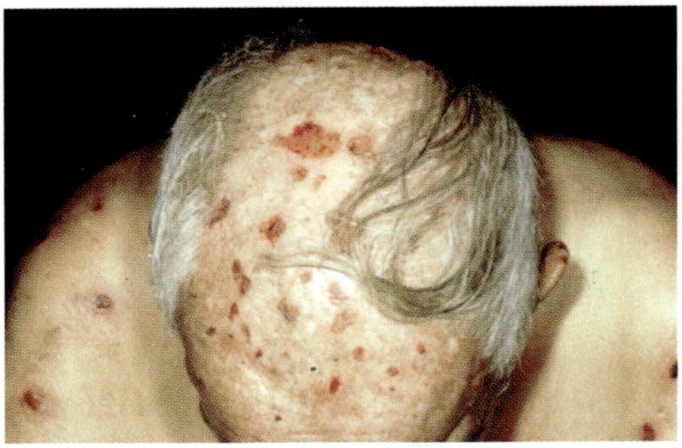

c

Abb. 7.2a-c: Porphyria cutanea tarda: Frische Hautveränderungen mit flüchtigen Blasen und Erosionen (a), später Milien und lichenoide Papeln (b) an den Händen. Gelegentlich auch Läsionen am Kopf (c).

7.4.2. Diagnostik

Erhöhte Werte für Uroporphyrine lassen sich bei der PCT in Plasma, Urin, Leber und Faeces nachweisen bei gleichzeitiger Veränderung der Urodecarboxylaseaktivität und kompensatorischem Anstieg der ALA-Synthase. Im Fluoreszenzlicht leuchtet der Urin stark rosafarben auf (Abb. 7.3). Dieser Effekt läßt sich durch Zugabe von Talkum verstärken.

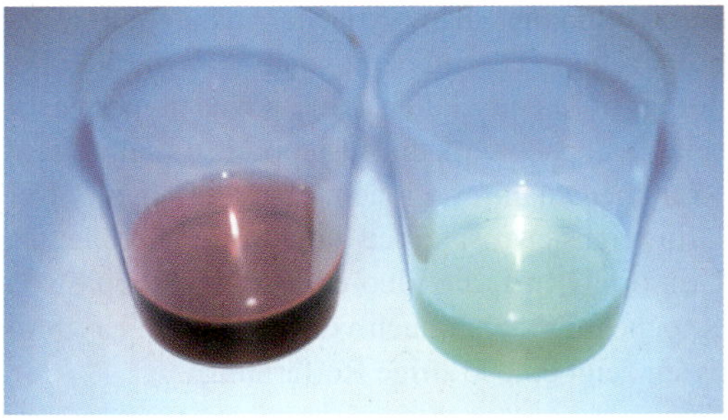

Abb. 7.3: Rosarote Fluoreszenz des Urins von einem Patienten mit Porphyria cutanea tarda (links), fehlende Fluoreszenz eines Kontrollurins (rechts) unter 400 nm UV-Quelle (hier UV-A1-Strahler).

Histologisch findet sich bei nur gering entzündlichen Infiltraten, speziell in bullösen Läsionen, eine subepidermale Blasenbildung und in der PAS-Färbung eine Verbreiterung der Basalmembran sowie eine Verdickung der Gefäßwände des subepithelialen Gefäßplexus (Abb. 7.4). Die sklerodermiformen Areale sind histologisch nicht von einer Sklerodermie zu unterscheiden.

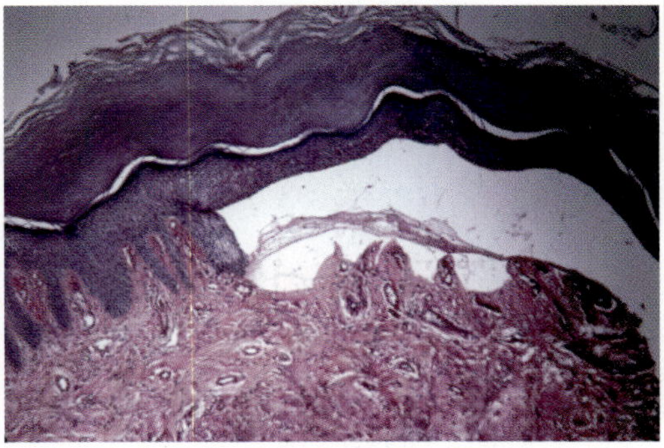

Abb. 7.4: Histologie der Porphyria cutanea tarda: Subepitheliale Blase, praktisch ohne jegliche zelluläre entzündliche Infiltration. Typisch die kirchturmartig aufragenden, stehenden Papillarspitzen.

Die Erythemschwellenbestimmungen zeigen in der Regel unauffällige MED-Werte für UV-A und UV-B.

7.4.3. Therapie

Neben der Vermeidung von offensichtlich krankheitsverschlechternden Stoffen wie Alkohol, Östrogen- und Eisenbehandlung werden heute hauptsächlich zwei therapeutische Maßnahmen empfohlen:

- 1. Aderlaß: 500 ml ca. alle 2 Wochen bis zur klinischen Besserung, bzw. einem Hb von < 10-12 mg/dl
- 2. Chloroquin (Resochin®) : 2 x 125 mg/Woche per os

Die Aderlaßtherapie vermindert die Porphyrinproduktion und mindert auch die Lichtempfindlichkeit. Ob sich dagegen Leberveränderungen schlüssig verbessern lassen, ist noch nicht eindeutig geklärt.

Die Chloroquintherapie darf nicht überdosiert werden, da sogar Exazerbationen unter zu hoher Medikation eintreten können. Analog kann auch 100-200 mg Hydroxychloroquin/Woche verabreicht werden. Der Effekt auf die Minderung des Porphyrinstoffwechsels scheint intensiver als durch Aderlaß zu sein, Wirkungen auf Leberstörungen sind allerdings seltener zu beobachten.

Eine Kombination von Aderlaß und Chloroquin mit guten, vor allen Dingen schneller eintretenden Effekten ist möglich, wegen der Nebenwirkungen (Fieber, Kopfschmerz, Myalgien, Transaminasenanstieg) aber wenn überhaupt nur unter stationären Bedingungen empfehlenswert.

7.5. Weitere hepatische Porphyrien

Diese eher seltenen Varianten mit sehr ähnlichem Bild wie bei der PCT seien hier nur kursorisch erwähnt.

Die Porphyria variegata zeigt einen Defekt der Protoporphobilinogenoxidase (somit Anhäufung von Protoporphyrinogen-IX), wird autosomal dominant vererbt und läßt sich in Plasma und Faeces nachweisen. Neben den PCT-ähnlichen Hautveränderungen kann es gelegentlich zu akuten Attacken wie bei einer akuten intermittierenden Porphyrie kommen.

Eine Sonderstellung nimmt die hepatoerythropoetische Porphyrie ein, die allerdings extrem selten ist und klinisch der CEP, biochemisch der PCT nahesteht.

Lupus erythematodes

8. Lupus erythematodes

Die autoimmunologisch erworbenen Krankheiten des Menschen lassen sich grundsätzlich in die bullösen Erkrankungen und die sogenannten Kollagenosen unterscheiden. Während Lichteinflüsse bei den bullösen Erkrankungen wie Pemphigus, Pemphigoid und Morbus Duhring nahezu keine Bedeutung haben, ist im Spektrum der Kollagenosen die Gruppe der akut entzündungsreichen Erkrankungen wie der Lupus erythematodes (LE) oder die Dermatomyositis mit z.T. pathognomonischer Lichtprovokation bzw. Exazerbation verbunden. Dagegen weisen die eher entzündungsarmen, chronischen, mit Bindegewebsvermehrung einhergehenden Erkrankungen, als Prototyp die progressive systemische Sklerodermie, diesbezüglich wenig Lichtempfindlichkeit auf.

Der LE ist eine facettenreiche, akut bis subakut oder chronisch verlaufende Systemerkrankung, die unabhängig von Alter und Geschlecht auftreten kann, bevorzugt aber junge Frauen in der zweiten bis vierten Lebensdekade betrifft. Das Hautorgan ist, insbesondere in lichtexponierten Arealen, bei der überwiegenden Anzahl der Patienten erkrankt, was auf die Lichtprovozierbarkeit dieser Erkrankung hindeutet. Untersuchungen des HLA-Systems zeigen eine genetische Veranlagung zur Entwicklung dieser Erkrankung auf.

8.1. Klassifikation

Der LE wird heute im wesentlichen in drei große Untergruppen unterteilt, die sich als Hauptkriterium in der mit der Ausprägung der Erkrankung zu erwartenden Prognosen unterscheiden.

- Diskoider Lupus erythematodes (DLE)
- Subakut-kutaner Lupus erythematodes (SCLE)
- Systemischer Lupus erythematodes (SLE)

In großen Kollektiven untersucht und insofern heute gut akzeptiert sind folgende Prozentzahlen:

Der diskoide Lupus erythematodes bleibt in der Regel zeitlebens auf das Hautorgan beschränkt, unter 5 % erleiden einen Progress in Richtung einer systemischen Beteiligung. Der vor ca. 20 Jahren von Sontheimer abgegrenzte SCLE zeigt immerhin bei 20-40 % der Patienten einen Progress von kutanen zu systemischen Symptomen, während der systemische LE bereits primär eine extrakutane Krankheitssymptomatik aufweist, wobei aber auch hierbei ein hoher Prozentsatz der Patienten Hautveränderungen und Lichtempfindlichkeit aufweist.

Von den von der American Rheumatism Association (ARA/College of Rheumatology) aufgestellten Diagnosekriterien für einen SLE müssen mindestens vier zutreffen, um diese Diagnose stellen zu können (☞ Tab. 8.1).

- (Schmetterlings-) Erytheme
- kutaner (diskoider) Lupus erythematodes
- Lichtempfindlichkeit
- Mundschleimhautulzeration
- Arthritis/Gelenkergüsse
- Serositis (Pleura, Peritoneum, Perikard)
- Nierenerkrankungen (Proteinurie, Hypertonie)
- ZNS-Erkrankung (Psychosen, Anfälle)
- Hämatologische Erkrankungen (Leukopenie, Thrombopenie)
- Antinukleäre Faktoren
- Immunologische Störungen (Antikörper gegen DNS, falsch-positive Syphilisreaktion)

Tab. 8.1: Kriterien der American Rheumatism Association zur Diagnosestellung des Systemischen Lupus erythematodes.

Über diese drei Erkrankungsgruppen hinaus werden in den Lehrbüchern eine ganz Reihe weiterer LE-Formen benannt, bzw. auch abgegrenzt, die spezielle klinische Merkmale beinhalten, wie z.B. Lupus profundus (Panniculitis) oder Lupus tumidus, die aber als Teilsymptom der individuellen Erkrankung sich den drei Hauptgruppen (z.T. überlappend) zuordnen lassen. Eine wichtige Rolle spielen darüber hinaus Medikamente, die einen LE manifest werden lassen können (medikamentös induzierter LE): Prinzipiell sind hierbei zwei Verlaufsformen möglich: zum einen die Abheilung der LE-artigen Erkrankung nach Absetzen des Medikamentes, zum anderen aber ein Progress in ein selbständig weiterlaufendes LE-Erscheinungsbild.

8.2. Epidemiologie

Frauen sind wesentlich häufiger als Männer vom LE betroffen, beim DLE beträgt das Verhältnis ca. 3:1, beim SLE mehr als 5:1. Nur beim SCLE sind Männer verhältnismäßig etwas häufiger betroffen. Das Erkrankungsalter liegt im Mittel zwischen 20. und 40. Lebensjahr, es können aber auch Kinder erkranken. Der LE ist insgesamt eine der seltenen Erkrankungen, ist aber wegen seiner Persistenz und den damit verbundenen Arzt-Patienten-Kontakten eine nur scheinbar häufige Krankheit. Die Inzidenz liegt bei ca. 4-6/100.000, speziell der SLE scheint bei Asiaten und Farbigen häufiger aufzutreten und schwerer zu verlaufen.

8.3. Pathogenese

Die Pathogenese der LE-Erkrankung ist nach wie vor nicht eindeutig aufgeklärt. Die Lichtprovozierbarkeit, die nach unterschiedlichen Statistiken bei 40-70 % liegt - am höchsten beim SCLE -, scheint zumindest ein wichtiger Faktor zu sein, der bei genetisch prädisponierten Menschen als Manifestationsmoment Bedeutung erlangt. Die Untersuchung der HLA-Genotypen hat insbesondere beim SCLE und beim SLE eine erhöhte Frequenz der Loci HLA-B8, -DR3, -A1 und -DR2 aufgezeigt. Für den DLE sind diese Daten weniger eindeutig, Kombinationen von HLA-B7, -B8, -Cw7, -DR2 und -DR3 scheinen aber gehäuft vorzukommen.

Man vermutet, daß exogene Streßfaktoren (z.B. UV-Licht, auch Infekte, besonders Viren, Kälte und Medikamente) zur Apoptose epidermaler Zellen führen, und hierbei intrazelluläre Proteine freigesetzt werden, die an die Zelloberfläche gelangen und hier antigen wirksam werden. Folgen sind die Bildung antinukleärer Antikörper gegen Nukleoproteine wie Ro, LA und snRNP, die wiederum eine humorale oder zelluläre Immunantwort bei genetisch prädisponierten Menschen induzieren. Speziell beim SLE treten Störungen dieser humoralen und zellulären Immunität hinzu, die die Bildung einer Vielzahl von Autoantikörpern, speziell gegen Doppelstrang-DNS sowie Lymphopenie und Thrombopenie, bewirken.

8.4. Klinik

8.4.1. Diskoider Lupus erythematodes (DLE)

Der DLE zeigt sehr charakteristische Hautveränderungen, die in aller Regel bereits eine prima vista Diagnose zulassen: Es finden sich scharf begrenzte, rötliche Infiltrate, die typischerweise im Gesicht lokalisiert sind und mit festhaftenden Keratosen besetzt sind. Bei längerem Bestand kommt es neben peripherem Wachstum und Konfluenz der Herde vor allem zu einer zentralen Atrophie der Einzelläsion, eine Trias, die keine andere Dermatose in dieser Lokalisation aufweist. Der Begriff Schmetterlingsflechte markiert hierbei nur die zentrofaziale Manifestation, Ohren, Stirn, behaarter Kopf sowie der Oberkörper (disseminierter DLE) können ebenso betroffen sein (Abb. 8.1a+b). Kratzen an den Keratosen kann mit leichten Schmerzen verbunden sein (sog. Tapeziernagelphänomen), da die freien Nervenendigungen im oberen Corium durch die festhaftende Keratose im Follikel infolge Scherung irritiert werden (s. Histologie). Häufiger wird von den Patienten eine Hyperästhesie schon auf leichte Berührung der Herde angegeben.

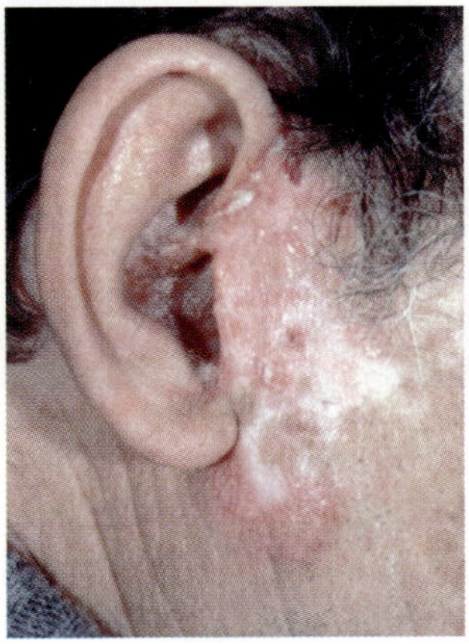

a

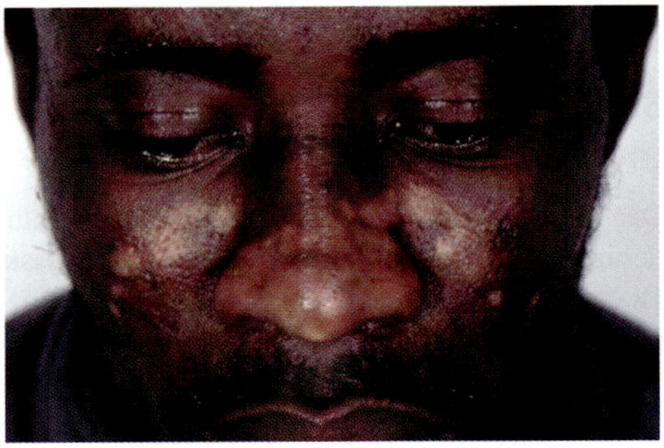

b

Abb. 8.1a+b: Diskoider (kutaner) Lupus erythematodes: Randständig schuppende Erytheme, zentrale Atrophie (a); Schmetterlingserythem kommt auch bei Pigmentierungstyp VI vor (b).

Bei langjährigen Verläufen mit chronischer Entzündung kann die beschriebene Atrophie zur Vernarbung und Mutilation führen, im Spätstadium hierauf auch ein Narbenkarzinom entstehen. Im Bereich des behaarten Kopfes führt die Atrophie zum Verlust der Haarfollikel und endet in einer vernarbenden Alopezie (Pseudopelade, Abb. 8.2).

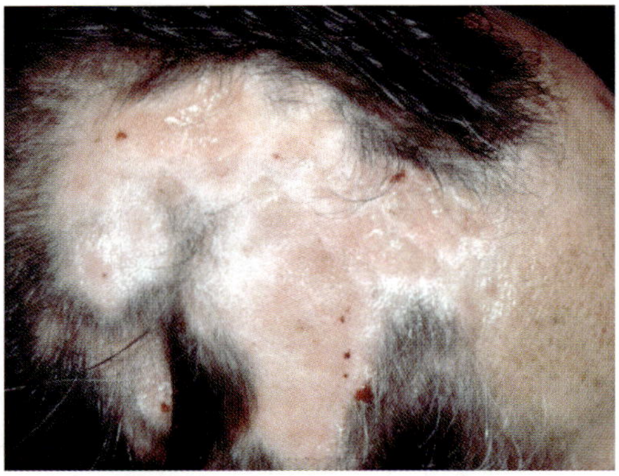

Abb. 8.2: Narbige Alopezie (Pseudopelade) bei diskoidem Lupus erythematodes.

Klinische Sonderformen des DLE stellen der Lupus tumidus, profundus und der Chilblain Erythematodes dar:

- Beim **Lupus tumidus** finden sich meist hochentzündliche, deutlich erhabene Infiltrate im Gesicht mit Tendenz zur Konfluenz. Bei diesem seltenen Subtyp soll die Lichtprovozierbarkeit besonders hoch sein.
- Die sog. **lymphocytic infiltration Jessner-Kanof** wird von manchen Autoren (Ackermann) als eine rein koriale Manifestationsform des DLE angesehen.
- Der **Lupus profundus** (Kaposi-Irrgang) geht mit tiefliegenden Infiltraten und Pannikulitis einher, so daß klinisch eher unscharf gerötete, tief infiltrierte, derbe Herde imponieren, die meist unter Hinterlassung einer tief eingezogenen Narbe abheilen, gelegentlich auch mit lang dauernder Ulzeration einhergehen.
- Der **Chilblain-Erythematodes** kann sowohl beim DLE als auch bei SCLE und SLE auftreten. Die Patienten leiden unter einer Raynaud-Symptomatik mit z.T. persistierenden Schwellungen und Blauverfärbung sowie Ulzerationen an Händen, Fußsohlen, Fingern und Zehen.

Schleimhautveränderungen können ebenfalls bei allen der 3 genannten LE-Formen auftreten. Meist handelt es sich hier um relativ scharf begrenzte, rötliche oder weißliche Plaques an den Wangen, Schleimhäuten und Lippen, seltener im Genitoanalbereich. Erosion und Ulzeration dieser Herde ist möglich (s. ARA-Kriterien). Antinukleäre Faktoren lassen sich beim DLE in max. 20-25 % der Patienten niedrigtitrig nachweisen, DNS-Antikörper sowie Ro- und LA-Antikörper sind in aller Regel negativ und zeigen bei Positivität möglicherweise die kleine Gruppe von Patienten an, die ein erhöhtes Risiko haben, im Verlaufe der Zeit auch systemische Veränderungen zu bekommen.

Als Besonderheit sei hier letztlich auf die Koexistenz von Porphyrien und Lupus erythematodes hingewiesen: Selten können die diversen Porphyrieerkrankungen mit den LE-Varianten kombiniert vorkommen, wobei am häufigsten die PCT und der DLE gemeinsam auftreten. Die Lichtprovozierbarkeit ist neben dem Alkoholmißbrauch und der genetischen Disposition der wichtigste gemeinsame Faktor in diesem Geschehen.

8.4.2. Subakut-kutaner Lupus erythematodes (SCLE)

Diese Variante des LE tritt in unterschiedlichen Manifestationsformen auf, dem eher akuten anulär-polyzyklischen sowie dem chronischen plaqueförmig-psoriasiformen Typ. Das Gesicht bleibt beim SCLE interessanterweise eher ausgespart, wobei allerdings speziell Lippen und Wangenschleimhäute betroffen sein können. Hauptsächlich finden sich die Hautveränderungen im Dekolleté, Rücken und Oberarmbereich (Abb. 8.3a-c). Die akuten anulären Plaques können z.T. fast EEM-artigen Charakter aufweisen. Bei akuter Exazerbation haben diese Patienten nicht selten auch Allgemeinsymptome wie Fieber, Abgeschlagenheit und Gelenkschmerzen. Übergänge in einen SLE werden immerhin bei 20-40 % der Patienten beobachtet, die Antikörperkonstellation zeigt neben erhöhten antinukleären Faktoren vor allen Dingen Ro-(SSA-)Antikörper, seltener La-(SSB-)Antikörper und Doppelstrang-DNS-Antikörper. Langzeituntersuchungen haben gezeigt, daß sich neben den Hautveränderungen SCLE und SLE v.a. durch die Ro(SSA-)Antikörper und die fehlende Nierenbeteiligung klinisch und damit prognostisch unterscheiden lassen.

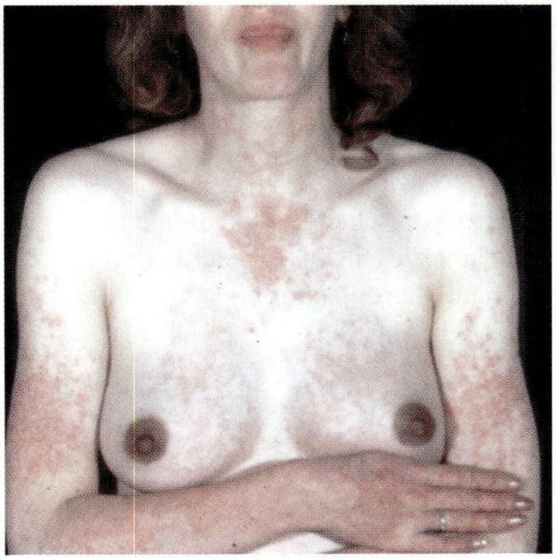

a

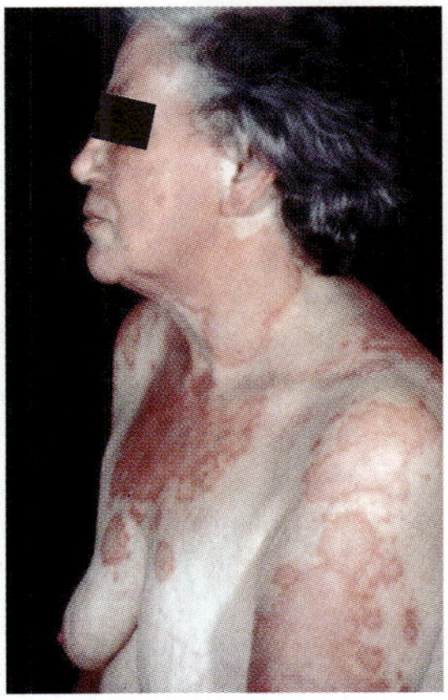

b

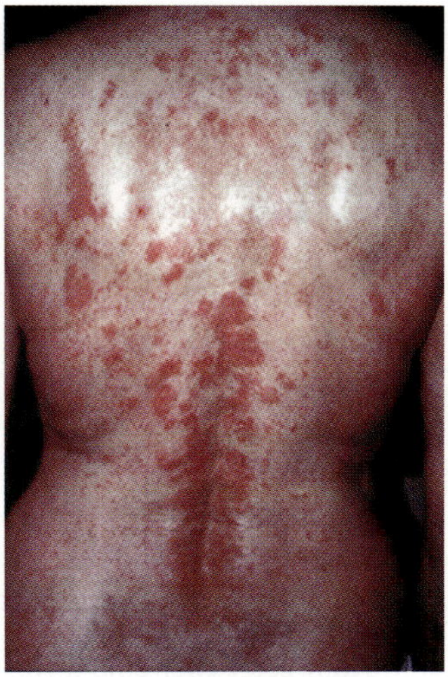

c

Abb. 8.3a-c: Subakut-kutaner Lupus erythematodes: Befall besonders im Dekolleté und an den Extremitäten (a), massive Exazerbation nach Insolation (b) bzw. nach Bade-PUVA (c).

8.4.3. Systemischer Lupus erythematodes (SLE)

Die Hautveränderungen beim SLE sind am wenigsten spezifisch. Häufig finden sich lediglich diffuse Rötungen und Schwellungen wechselnden Ausmaßes, die allerdings bevorzugt in lichtexponierten Hautarealen auftreten. Weiterhin können flüchtige, seltener persistierende fleckförmige Erytheme am Stamm auftreten (Abb. 8.4). Insbesondere bei akuten Verläufen finden sich auch hämorrhagische Veränderungen, die auf die hier zugrundeliegende Vaskulitis hinweisen. Die Fingerrücken und Nagelfälze sind ebenfalls häufig mitbetroffen, zeigen Rötung, Schwellung, Raynaudsymptom, Chilblain-artige Veränderungen und in der Kapillarmikroskopie ektatisch erweiterte, z.T. geschlängelte torquierte Kapillaren. Mundschleimhautveränderungen finden sich bei 30-40 % in Form von Rötungen und Erosionen/Ulzerationen. Hier sind hauptsächlich Wange, Gaumen und Lippen betroffen, weniger die Zunge.

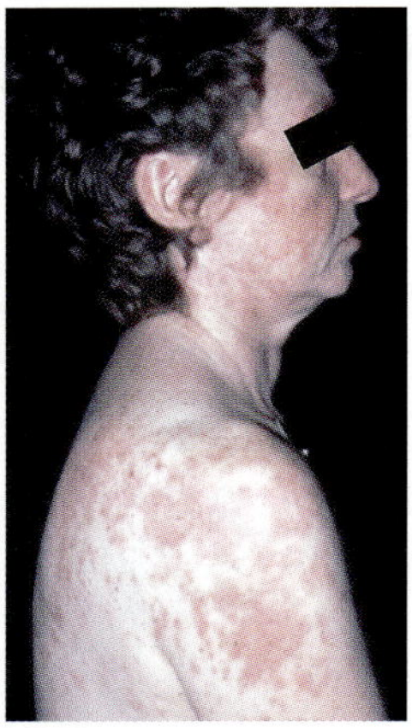

Abb. 8.4: Systemischer Lupus erythematodes.

Der behaarte Kopf zeigt eher eine diffuse Alopezie, weniger typisch sind pseudopeladeartige Zustände. Die in Tab. 8.1 aufgeführten ARA-Kriterien bestätigen einen SLE, wenn mindestens 4 der genannten Organmanifestationen vorhanden sind. Die neurologischen, hämatologischen und nephrologischen Krankheitszeichen können lebensbedrohliche Ausmaße annehmen, so daß diese Patienten nicht selten stationärer, gelegentlich sogar intensivmedizinischer Betreuung bedürfen. Es würde allerdings den Rahmen dieses Buches überschreiten, Symptomatik, Diagnostik und therapeutische Maßnahmen im einzelnen abzuhandeln, so daß hier auf internistische Lehrbücher verwiesen werden muß.

Der SLE ist insofern immer ein interdisziplinäres Problem, bei dem Internisten, Neurologen, Labormediziner und Dermatologen in die Diagnostik einbezogen sind. Galt früher der Spruch: "Bei unklaren Hautveränderungen immer an Syphilis denken", kann man heute diese medizinische Weisheit vor allem bei unklaren Krankheitszuständen jüngerer erwachsener Frauen auf den LE übertragen.

Die Labordiagnostik sollte allgemeine Parameter wie Blutbild, Leber- und Nierenwerte einschließen, ebenso wie einen Urinstatus mit Sediment- und Proteinbestimmung. Antinukleäre Faktoren sind häufig positiv und umfassen ein Spektrum unterschiedlichster Antikörper. Von wesentlicher Bedeutung ist beim SLE die Bestimmung der Doppelstrang-DNS-Antikörper, da diese pathognomonischen Charakter haben und gleichzeitig auch als Verlaufsparameter herangezogen werden können.

8.4.4. Arzneimittelinduzierter Lupus erythematodes

Arzneimittel können einen SLE provozieren oder auch mit einem SLE-artigen Krankheitsbild einhergehen. Während beim SLE Doppelstrang-DNS-Antikörper nachweisbar sind, sind diese beim SLE-artigen Arzneimittelexanthem negativ, es finden sich hier bei ca. 90 % der Patienten Antikörper gegen Histone. Von der langen Liste der Arzneimittel, die in Zusammenhang mit LE-artigen Krankheitszuständen, bzw. Provokation eines echten LE stehen, seien hier nur die wichtigsten genannt: Hydralazine, Hydantoine, Sulfonamide, Procainamid, Phenothiazine, orale Kontrazeptiva u.v.a.

8.5. Diagnostik

8.5.1. Histologie und Immunhistologie

8.5.1.1. Diskoider Lupus erythematodes

Die mikroskopischen Veränderungen sind für den DLE sehr typisch: Die Epidermis ist stark verdünnt, häufig atroph und zeigt eine follikuläre Hyperkeratose (Abb. 8.5).

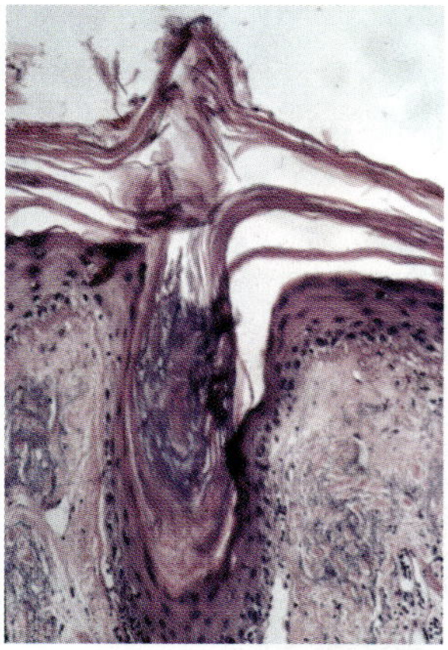

Abb. 8.5: Histologie des diskoiden Lupus erythematodes: Follikuläre Hyperkeratose ("Tapeziernagel") und vakuolige Degeneration im Basalmembranbereich.

Der Basalmembranbereich weist eine sog. hydrope Degeneration mit deutlicher Verdickung in der PAS-Färbung auf. Im oberen Corium finden sich meist dichte, fleckförmige gefäß- und adnexorientierte lymphozytäre Infiltrate, die anfänglich mit Ödemen und Muzinablagerungen einhergehen, später zum Verlust elastischer Fasern und Narbenbildung führen (Abb. 8.6).

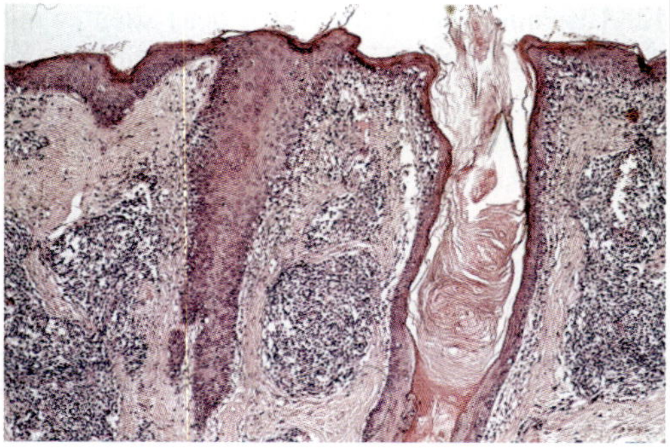

Abb. 8.6: Histologie des diskoiden Lupus erythematodes: Atrophische Epidermis und dichtes lymphozytäres fleckförmiges Infiltrat im oberen Corium.

Der sog. Lupusbandtest ist eine immunhistopathologische Untersuchungsmethode, bei dem in der direkten Immunfluoreszenz am Kryo-fixierten Material in befallener Haut Immunglobuline, meist vom Typ IgG, an der Basalmembran abgelagert werden, bzw. unter dem Fluoreszenzmikroskop aufleuchten (Abb. 8.7). Dieser Test ist bei über 90 % der Patienten in betroffener Haut positiv, in unbefallener, belichteter und unbelichteter Haut immer negativ. Bei frischen Herden und vorheriger lokaler Kortikoidbehandlung kann der Test allerdings falsch-negativ ausfallen.

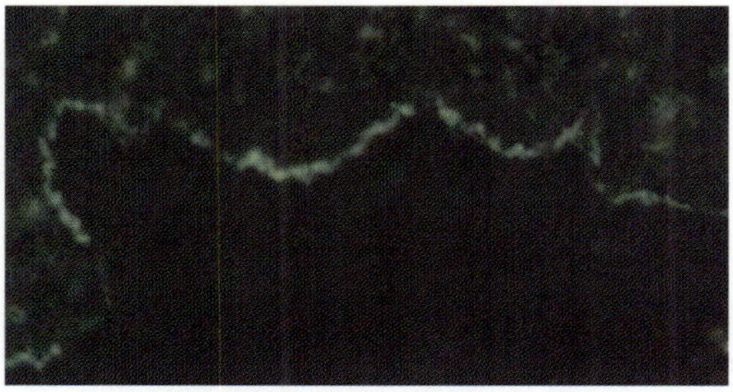

Abb. 8.7: Positives Lupus-Band im direkten Immunfluoreszenz-Test (DIF): Anti-IgG-Antikörperfluoreszenz in der Basalmembranzone.

8.5.1.2. Subakut-kutaner Lupus erythematodes

Diese ist weit weniger spezifisch als beim DLE. Die Atrophie der Epidermis ist ausgeprägt. Die hydrope Degeneration im Basalmembranbereich führt nicht selten fast zur Auflösung der Strukturen, follikuläre Hyperkeratosen sind dagegen weit weniger prominent. Die lymphozytären Infiltrate sind speziell beim plaqueförmig psoriasiformen Typ eher spärlich (Abb. 8.8), der Lupusbandtest ist nur in 50-60 % betroffener Hautpartien positiv. Immerhin findet sich der Lubusbandtest bei 30-40 % auch in unbefallener lichtexponierter Haut und bei 20-30 % in unbefallener nicht-lichtexponierter Haut positiv.

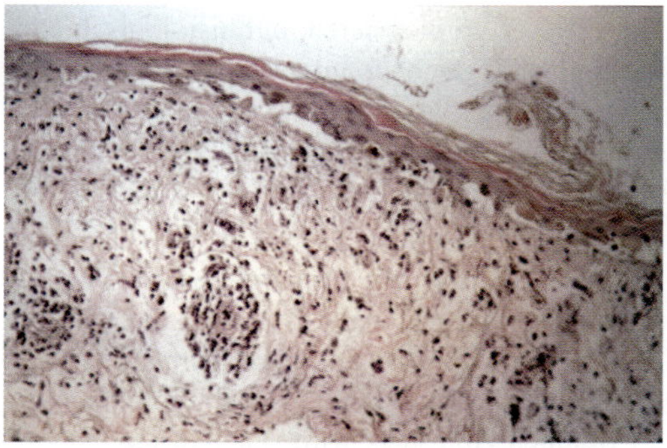

Abb. 8.8: Histologie des subakut-kutanen Lupus erythematodes: Sehr stark ausgedünnte atrophe Epidermis mit ausgeprägter vakuoliger Degeneration im Basalmembranbereich. Im oberen Corium eher schüttere lymphozytäre Infiltrate.

8.5.1.3. Systemischer Lupus erythematodes

Die Histologie des diffusen Erythems ist eher unspezifisch. Meist finden sich mäßige Atrophien der Epidermis und leichte hydrope Degeneration der Basalmembran. Das lymphozytäre Infiltrat im Korium ist wenig ausgeprägt. Das verstärkte subepidermale Ödem kann allerdings bis fast zur Blasenbildung anwachsen. Es finden sich vermehrt saure Mucopolysaccharide in der Alcianfärbung. Bei purpurischen, bzw. hämorrhagischen Veränderungen läßt sich eine leukozytoklastische Vaskulitis im Bereich der Gefäße des oberen, selten des tiefen Gefäßplexus nachweisen. Der Lupusbandtest betroffener Hautareale ist nur in ca. 50 % positiv. Richtungsweisender ist hier die direkte Immunfluoreszenz nicht betroffener, belichteter und unbelichteter Hautareale, die in ebenfalls ca. 50 % Niederschläge von IgG u.a. im Basalmembranbereich nachweisbar macht.

In Tab. 8.2 sind die differentialdiagnostisch wichtigen histopathologischen Merkmale der drei Lupus erythematodes Typen zusammengefaßt.

8.5.2. UV-Provokationstestung

Auch wenn die unterschiedlichen Formen des Lupus erythematodes in der Regel histologisch diagnostiziert werden können, bleiben in vielen Fällen mit negativer Immunhistologie und negativen bzw. niedrig-titrigen Autoantikörpern im Serum Zweifel an der Diagnose. In diesen Fällen empfiehlt sich die Durchführung einer UV-Provokationstestung, die die Chance bietet, frisch provozierte Herde zu biopsieren und histologisch bzw. immunhistologisch zu untersuchen. Auch zur gezielten Photoprotektion ist es wünschenswert, Informationen darüber zu erhalten, ob der individuelle LE-Patient photosensitiv auf UV-A, UV-B oder beide Wellenlängenbereiche reagiert.

Zunächst wird eine getrennte Bestimmung der Erythemschwellen für UV-B und möglichst UV-A durchgeführt. Pathologische Senkungen der Erythemschwellen sind nicht zu erwarten. Nach der 24-Stunden-Ablesung wird dann in streichholzschachtel- bis zigarettenschachtelgroßen getrennten Testarealen an nicht chronisch lichtexponierter Haut über mindestens drei aufeinanderfolgende Tage mit jeweils dem 1,5 fachen der MED für UV-B und mit 90 J/cm^2 UV-A1 bestrahlt. Bei pathologischer Erythemschwelle auf UV-A ist die UV-A1- Provokationsdosis ggf. nach unten zu korrigieren. Eine leichte Sonnenbrandreaktion nach 24 Stunden im UV-B Testfeld ist zu erwarten; im UV-A-Testfeld können gleichfalls passagere Erytheme nach 24 Stunden bei ca. 1/3 der Patienten auftreten. Die Testareale sollten mehrere Tage bis maximal 6 Monate nachbeobachtet werden. In diesem Zeitraum kommt es bei etwa der Hälfte aller LE-Patienten zu einer Entwicklung isomorpher LE-Herde in Testfeldern mit umschriebener Rötung und Schuppung, die das Areal nicht homogen betreffen. Diese Hautveränderungen sollten dann biopsiert werden.

Verteilt auf die wichtigsten Untertypen des LE fanden sich in einer größeren Untersuchung von 128 LE Patienten bei etwa 42 % der Patienten mit diskoiden kutanen LE, bei 64 % der Patienten mit subakutem kutanen LE und bei 25 % mit systemischen LE zumindestens in einem der beiden Testfelder klinisch und histologisch diagnostizierbare LE-Herde. Beim Tumidus-Subtyp des DLE betrug der Anteil positiver Provokationstestungen 75 %. Dieser Subtyp ist gekennzeichnet durch ein besonders massives Infiltrat und Muzin-Einlagerungen. Klinisch finden sich tumorartig erhabene Plaques ohne wesentliche epidermale Beteiligung, die typischerweise im Gesicht lokalisiert sind, und die auch als PLD-Herde mißdeutet werden können. Von den so provozierbaren LE-Patienten reagierten 53 % auf UV-A und UV-B, 33 % nur auf UV-B und, anders als bei der PLD, lediglich 14 % nur auf UV-A.

8.6. Therapie

Die Therapie der LE-Manifestationsformen ist entsprechend der Akuität und dem Ausmaß systemischer Organbeteiligung vorzunehmen. Der DLE wird klassischerweise mit Antimalariamitteln (Chloroquin [Resochin®], Hydroxychloroquin [Quensyl®]) behandelt. Meist beginnt man mit einer Initialdosis von einmalig 4 Tabletten 250 mg Chloroquin, um mit einer täglichen Dosis von 250 mg über einige Wochen fortzusetzen. Beim Abklingen der Symptomatik wird die Dosis ausschleichend zurückgeführt. Unbedingt sollte vor und während der Therapie in 4-6 monatigen Abständen eine augenärztliche Kontrolle wegen der seltenen Malariamittel-induzierten Retinopa-

Typ	Atrophie	Follikuläre Hyperkeratosen	Hydrope Degeneration Basalmembran	lymphozytäres Infiltrat	Muzin corial	Lupusbandtest	
						befallen	nicht befallen
DLE	+	++	+	++	+	++	0
SCLE	++	+	++	+	+	+	+
SLE	+	0	+	+	+	+	+

Tab. 8.2: Histologische und immunhistologische (Lupusbandtest) Kriterien der unterschiedlichen Lupus erythematodes Typen. 0 = fehlend, + = vorhanden, ++ = ausgeprägt vorhanden, bef. = klinisch befallene, nicht bef. = klinisch nicht befallene, nicht-chronisch lichtexponierte Haut.

thie erfolgen. Eine lokale Behandlung mit Glucocorticoid-haltigen Externa der Wirkstoffklassen II bis IV sollte zumindest solange erfolgen, als deutliche inflammatorische Zeichen bestehen; bei atrophischen Herden ist hier eher Zurückhaltung geboten.

Führen die genannten Maßnahmen nicht zum Ziel, können statt Chloroquin auch Retinoide (Acitretin [Neo-Tigason®] 20-40 mg/die, cave Schwangerschaft!), DADPS [Dapson-Fatol®] 100-150 mg/die oder in therapieresistenten Fällen Thalidomid bis 200 mg versucht werden (letztere Substanz allerdings nur unter strenger Patientenführung, Aufklärung, Antikonzeptiva und neurologischer Kontrolluntersuchung) versucht werden.

Der SCLE wird bei akutem Auftreten, bzw. Exazerbation am besten kurzfristig mit Glucocorticoiden, ca. 1mg/kg Körpergewicht, in langsam absteigender Dosierung behandelt. Azathioprin (Imurek®) 100 mg/die ist in solchen Fällen eine sinnvolle Ergänzung. Bei eher chronischen Verläufen mit psoriasiformen Hautveränderungen können auch hier Chloroquin, Acitretin oder Thalidomid versucht werden (s.o.).

Die Therapie des SLE liegt führend beim Internisten. Akuter Verlauf bzw. Exazerbation bedarf einer Cyclophosphamid (Endoxan®) -Stoßtherapie in Kombination mit Glucocorticoiden (1-2 mg/kg Körpergewicht täglich). Zusätzliche Komplikationen durch Organbeteiligung (Nieren, blutbildendes System etc.) bedürfen intensiver spezifischer Behandlung. Um beim langjährigen Verlauf des SLE Steroide einzusparen, werden bevorzugt Immunsuppressiva vom Typ des Azathioprin, Mycophenolatmofetil (CellCept®) oder auch Chloroquin eingesetzt.

8.7. Prophylaxe

Die wichtigste Prophylaxe besteht in der konsequenten Anwendung von Lichtschutzmaßnahmen, insbesondere bei Patienten, die eine deutliche Lichtprovozierbarkeit klinisch oder auch in Provokationstesten aufweisen. Neben Lichtschutz durch passende Kleidungsstücke stehen Lichtschutzmittel in externer Anwendung im Vordergrund. Am besten werden sowohl UV-A- als auch UV-B-Blocker angewendet. Auch ein entsprechender Lippenstift sollte immer eingesetzt werden. Darüber hinaus ist eine Beratung bzgl. der richtigen Urlaubsplanung von großer Bedeutung, da der plötzliche Wechsel in sehr sonnenintensive Gegenden mit erheblicher Exazerbation des Krankheitsbildes verbunden sein kann.

Patienten mit allen Formen des LE sollten konsequent in ärztlicher Überwachung sein. Da gerade jüngere Frauen von der Krankheit betroffen sind, sollte insbesondere der Eintritt in eine Schwangerschaft mit der Patientin vorab besprochen, auf mögliche Risiken hingewiesen und konsequente Überwachung und Betreuung während der Schwangerschaft durchgeführt werden. Selbst bei Patienten mit manifestem, schwerem LE muß von einer Schwangerschaft nicht grundsätzlich abgeraten werden, wenn entsprechender Kinderwunsch besteht und eine adäquate Betreuung während der Schwangerschaft gewährleistet ist.

Dermatitis solaris

9. Dermatitis solaris

Bei der Dermatitis solaris (Sonnenbrand) handelt es sich nicht um eine Lichtdermatose im engeren Sinne, da sie ein obligates physiologisches Reaktionsmuster bei allerdings individuell unterschiedlicher Empfindlichkeit darstellt. Gleichwohl induziert die überdosierte UV-Strahlung ein typisches akutes Krankheitsbild mit durchaus starkem Krankheitswert. Die Dermatitis solaris kann nicht nur durch Sonne, sondern auch durch künstliche UV-Strahler verursacht werden. Dies kann durch iatrogen verwendete UV-B-Strahler, durch Bräunungsstrahler bei zu langer Anwendung (z.B. Einschlafen im Solarium) oder durch Verwendung minderwertiger Strahler mit hohem relativen UV-B-Anteil zustande kommen. Einen Sonderfall, was Zeitverlauf und potentielle Schwere der Klinik angeht, stellt die phototoxische Dermatitis unter Psoralenen (z.B. bei PUVA) dar (s. Kap. 4.).

9.1. Pathogenese

Auslöser der Sonnenbrandreaktion ist UV-B. Unter physiologischen Bedingungen spielt der UV-A-Anteil des natürlichen Sonnenlichtes keine Rolle. Die UV-B-Strahlung induziert in der Epidermis die Bildung freier Radikale, insbesondere reaktiver Oxygenspezies, die die Zellstrukturen, vor allem Membranen zerstören können. Darüber hinaus kommt es zur Ausbildung von Thymidin-Dimeren in der DNA. Diese Mechanismen führen, wenn sie nicht durch die Protektionsmechanismen der Zelle kompensiert werden können, im Extremfall zum Zelltod. Abgetötete Zellen in der oberen vitalen Epidermis sind als sogenannte "Sonnenbrandzellen" (sun burn cells) histologisch als dyskeratotische kernlose Einzelzellnekrosen zu identifizieren. Bei entsprechend starker Schädigung kommt es zur Ausbildung ausgedehnter Nekrosen ganzer Zellverbände. Der interzelluläre Kontakt der Zellen geht verloren (Spongiose) und Spaltbildungen bis zur klinisch sichtbaren Blasenbildung treten auf. Die letal oder subletal geschädigten Keratinozyten produzieren und sezernieren proinflammatorische Zytokine wie insbesondere Interleukin 6, aber auch Interleukin 1 und Tumornekrosefaktor alpha, und exprimieren vorübergehend vermehrt Adhäsionsmoleküle. Dies bewirkt eine Aktivierung der dermalen Gefäße mit Weitstellung, vermehrter Exprimierung von Adhäsionsmolekülen auf den Endothelien und erhöhter Permeabilität auch für Entzündungszellen. In der Folge kommt es zu einer Attraktion bzw. Einwanderung von Entzündungszellen (Lymphozyten) in die obere Dermis. Auch die möglichen grippeartigen Allgemeinsymptome werden durch diese Zytokine, die bei ausgedehnter Schädigung der Haut in größeren Mengen in die Zirkulation gelangen, verursacht. Das Entstehen von Prostaglandinen aus oxidierten Membranphospholipiden über die Phospholipase A und die Zyklooxygenase lösen entsprechende proinflammatorische Wirkungen auf Gefäße und Entzündungszellen aus. Eine weitere zusätzliche proinflammatorische Wirkung wird durch Histamin erzeugt, das aus Mastzellen der obersten Dermis freigesetzt wird. Insbesondere subletale DNA-Schädigungen von Einzelzellen stellen ein Risiko für eine fehlerhafte Reparatur und somit die Photokarzinogenese dar.

9.2. Klinik

Gekennzeichnet ist die Dermatitis solaris durch zur Grenze bedeckender Bekleidung extrem scharf begrenzte lachsfarbene bis dunkel-lividrote flächige Erytheme (Grad I) ohne oder mit nur geringer Infiltration bzw. Ödematisation der Haut. Sie erreicht 24 Stunden nach UV-Einwirkung ihr Maximum. Die Hautveränderungen sind überwärmt, jucken oder brennen und schmerzen bei Wärme oder Druck/Reibung (Abb. 9.1a+b).

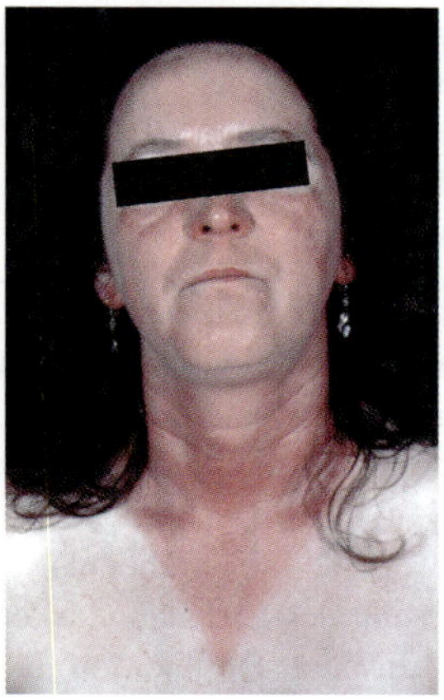

a

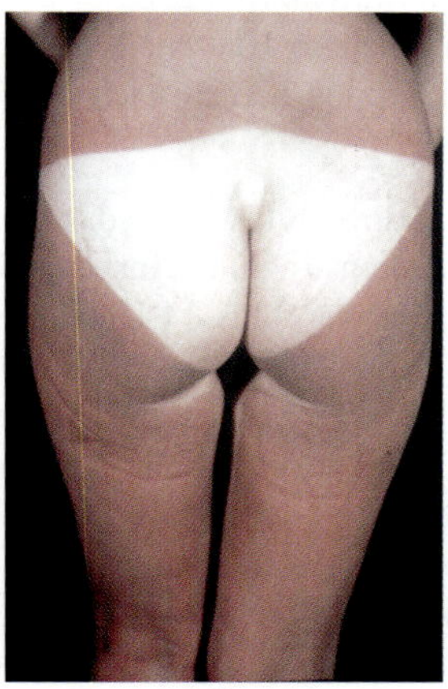

b

Abb. 9.1a+b: Dermatitis solaris: Extrem scharfe Begrenzung der Erytheme durch Kleidungsgrenzen.

In schweren Fällen (Grad II) kommt es zum zusätzlichen Auftreten von schlaffen bis prallen Blasen mit leicht vulnerabler Blasendecke und serösem Inhalt, die mehrere cm durchmessen und großflächig konfluieren können (Abb. 9.2).

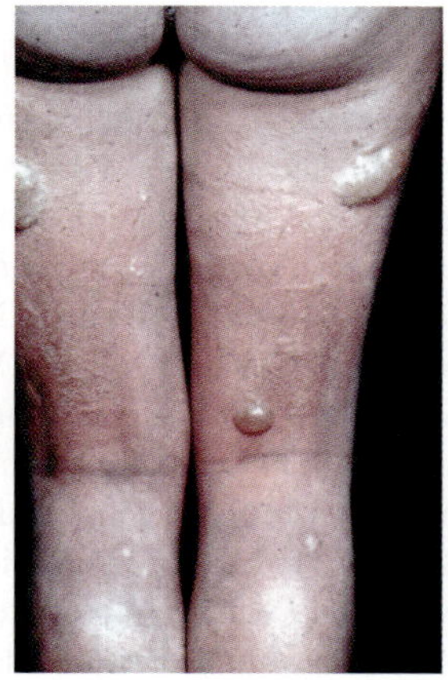

Abb. 9.2: Dermatitis solaris II°: Pralle bis schlaffe Blasenbildung auf Erythem.

Entleeren sich diese spontan oder werden sie eröffnet, entstehen nässende Erosionen, die später verkrusten und wenn nicht sekundär superinfiziert, in der Regel narbenlos binnen einiger Tage abheilen. Nekrosen (Grad III) kommen üblicherweise bei Fehlen einer zusätzlichen Schädigung der Haut nicht vor. Die Erytheme heilen über ein bis zwei Wochen ab, wobei meist eine mittel- bis großflächige Desquamatio auftritt. Unter gelegentlicher Hinterlassung einer hartnäckigen postinflammatorischen Hyperpigmentierung kommt es dann zur klinischen Restitutio ad integrum. Eine großflächige und intensivere Dermatitis solaris geht oft mit z.T. erheblichen Allgemeinsymptomen einher. Hierzu können erhöhte Temperatur, Fieber, Schüttelfrost und Übelkeit (grippeartiger Symptomenkomplex) zählen, die durch Freisetzung proinflammatorischer Zytokine aus der Haut zustande kommen. Der zeitliche Verlauf dieser Beschwerden folgt dem der Hautveränderungen; sie beginnen meist etwa 4 bis 6 Stunden nach Insolation und klingen am nächsten Tag allmählich ab.

Differentialdiagnostisch ähneln die Hautveränderungen der Dermatitis solaris einer toxischen Dermatitis. Diese läßt sich - außer bei Artefakten - leicht anamnestisch und klinisch durch das Verteilungsmuster abgrenzen. Eine Hautbiopsie zum Nachweis von sun burn cells (intraepidermale dyskeratotische Einzelzellnekrosen) dürfte daher im Normalfall entbehrlich sein. Die Spaltbildung der evtl. vorhandenen Blasen liegt intraepidermal im Bereich der Einzelzellnekrosen und Spongiose.

9.3. Therapie

Zur Therapie der Dermatitis solaris sollten stark wirksame Kortikosteroide der Wirkstärkeklassen IV oder III als Creme, Milch oder Lotio möglichst rasch bis zu zweimal täglich angewendet werden (z.B. Dermoxin®-Creme, Nerisona®-Creme, Advantan®-Creme, Adventan®-Milch, Volon-A®-Schüttelmixtur). Wirkstofffreie Schüttelmixturen (z.B. Ultrasine® Milch, Lotio alba) können zusätzlich zwischendurch aufgetragen werden. Deren kühlende Wirkung lindert vor allem die subjektiven Beschwerden. Eventuell aufgetretene Blasen können eröffnet und mit Farbstoff oder anderen Antiseptika behandelt werden. Bei starkem Juckreiz können Antihistaminika systemisch gegeben werden. In schweren und generalisierten Fällen oder beim Auftreten von Allgemeinsymptomen (Fieber) oder bei einer akzidentiell deutlich überdosierten UV-B-Therapie bereits prophylaktisch vor Auftreten von Symptomen, sollten möglichst frühzeitig systemisch hochdosiert Kortikosteroide (mindestens 1 mg/kg Körpergewicht) und nichtsteroidale Antiphlogistika (z.B. Acetylsalicylsäure 1g oder 200 mg Indometacin pro Tag p.o.) ggf. unter Schutz der Magenschleimhaut (z.B. Maalo-xan®) gegeben werden. Zusätzlich kann frühzeitig Vitamin C 400 bis 1000 mg als Antioxidans p.o. gegeben werden. In der Abheilungsphase sollte Sonnenlicht für etwa 3 Wochen weitgehendst gemieden und ein topisches Lichtschutzpräparat mit hohem UV-A- und UV-B-Lichtschutzfaktor verwendet werden, um das Auftreten von lang persistierenden postinflammatorischen Hyperpigmentierungen zu verhindern.

9.4. Prophylaxe

Die Prophylaxe der Dermatitis solaris ist nicht nur wichtig zur Vermeidung der akuten Symptome, die die Lebensqualität des Patienten deutlich reduzieren können, sondern auch wegen der möglichen karzinogenen bzw. kokarzinogenen und immunsuppressiven Wirkung der massiven Insolation. Insbesondere schwere, mit Blasenbildung einhergehende Sonnenbrände in der Kindheit korrelieren mit dem Risiko einer späteren Melanomerkrankung. Daher sollten insbesondere Kinder, Jugendliche sowie Personen mit erhöhtem Melanomrisiko (> 50 Nävuszellnävi, Syndrom der dysplastischen Nävi, familiäre Melanomanamnese, Z.n. Erstmelanom) strikt das Auftreten von Sonnenbränden vermeiden. Auch eine Risikoerhöhung durch Sonnenbrände in Bezug auf Nicht-Melanom-Hautkrebs (Basaliom, Spinaliom und seine Vorläuferläsionen) ist denkbar.

In Abhängigkeit vom Hauttyp nach Fitzpatrick bzw. der Rasse des Patienten ist die erforderliche UV-B-Dosis zur Auslösung eines Sonnenbrandes (=MED) sehr unterschiedlich. Diese kann sich bei Kaukasiern um etwa das 5fache unterscheiden (vergleiche Tabelle 1.2). Daher wird empfohlen, daß die Intensität des Lichtschutzes entsprechend angepaßt wird. Die Applikation der fünf- bis sechsfachen MED bewirkt eine schwere Dermatitis solaris mit Blasenbildung. Diese Dosis kann bei stark empfindlichem Hauttyp I im Hochsommer oder in den Tropen bereits nach 30 Minuten erreicht sein.

Die einfachste Prophylaxe stellt das Meiden der direkten Sonneneinstrahlung, insbesondere in den Mittagsstunden von 9 bis 14 Uhr ("Between Ten and Three - under a Tree" —-> MESZ), sowie das Tragen hinreichend UV-dichter Bekleidung einschließlich Kopfbedeckung dar. An den unbedeckten Hautpartien (Gesicht, Hals, Handrücken, evtl. auch Dekolleté, Unterschenkel und Unterarme einschließlich Fußrücken) sollten möglichst sog.wasserfeste, z.B. liposomale topische Lichtschutzmittel mit hohem UV-B-Lichtschutzfaktor aufgetragen werden. Da von einigen Autoren befürchtet wird, durch hohe UV-B-Lichtschutzwirkung würde das "Warnsignal Sonnenbrand" unterdrückt und infolgedessen zu hohe Dosen UV-A, die gleichfalls Spätschäden induzieren können (aktinische Elastose, Melanomrisikoerhöhung?), eingestrahlt werden, kann auf einen höheren UV-A Lichtschutzfaktor gleichfalls geachtet werden. Physikalische Lichtschutzmittel sind chemischen vorzuziehen. Die Compliance ist hier aber aus kosmetischen Gründen ("Grauschleier") eher schlechter.

Mit Hilfe des sogenannten UV-Index, der Teil mancher Wetterberichte ist, kann nach entsprechenden Tabellen, abhängig vom Hauttyp, ein geeigneter Lichtschutzfaktor ausgewählt werden. Darüber hinaus sind Dosimetriepflaster im Handel erhältlich, die dem Patienten eine Einschätzung der zu treffenden Hautschutzmaßnahmen ermöglichen sollen. Abgesehen von möglichen Störfaktoren (unvorhersehbare Wetteränderung, Einschlafen mit dem Dosimeter, für die Gesamthaut unrepräsentatives Eincremen des Dosimeters etc.) sind diese Maßnahmen u.E. eher geeignet, Problembewußtsein zu erzeugen, als daß sie insbesondere auf Dauer in der Anwendung praktikabel erscheinen. Sie können dem Patienten einen verantwortungsbewußten Umgang mit der Sonne nicht abnehmen. Von daher empfehlen wir einen "worst-case" Lichtschutz in Abhängigkeit vom individuellen Hauttyp und der Urlaubsregion.

Ein kontrovers diskutiertes Thema ist auch die "Vorbräunung" vor Urlaubsbeginn, die von den Patienten meist im Solarium durchgeführt wird. Wenige Wochen vor Beginn einer Fernreise z.B. im Winter wird so versucht, durch eine Verstärkung der Pigmentierung und den Aufbau einer Lichtschwiele die Selbstschutzmechanismen der Haut zu stärken. Dies ist mit Solarien-Strahlern oder auch mit UV-B-Strahlern durch den Arzt prinzipiell möglich. Damit kann die Gefahr eines Sonnenbrandes nach Urlaubsbeginn und seiner Spätfolgen insbesondere in Kombination mit topischen Lichtschutzmitteln sicher reduziert werden. Allerdings bewirkt jede eingestrahlte Dosis UV-B eine potentielle Risikoerhöhung für das Entstehen epidermaler Hauttumoren. Von daher kann eine generelle Empfehlung zur "Vorbräunung" nicht gegeben werden. Insbesondere sollte darauf geachtet werden, daß nicht mehr als insgesamt 50 Solarienbesuche oder Sonnenbäder pro Jahr empfehlenswert sind. Patienten mit Hauttyp I oder solche mit bereits vorhandenen chronischen Lichtschäden der Haut (einschließlich Hautkrebs und seiner Vorstufen) sollten grundsätzlich keine Vorbräunung durchführen und auf andere Lichtschutzmaßnahmen ausweichen.

Auch systemisch wirksame Lichtschutzmittel wie Beta-Caroten oder Nicotinsäureamid werden zur Prophylaxe des Sonnenbrandes herstellerseitig angeboten, sind aber keineswegs geeignet, topische Lichtschutzmaßnahmen und entsprechend vorsichtiges Verhalten in der Sonne zu ersetzen. In einer plazebokontrollierten prospektiven Studie war orales Beta-Caroten nicht geeignet, ohne zusätzliche topische Lichtschutzcreme eine Inzidenzverminderung für Spinaliome zu bewirken.

Sonstige lichtprovozierbare bzw. photoaggravierbare Dermatosen

10. Sonstige lichtprovozierbare bzw. photoaggravierbare Dermatosen

- Akne vulgaris
- Atopisches Ekzem
- Bullöses Pemphigoid
- Dermatomyositis
- Dyskeratosis follicularis (Darier)
- Epidermodysplasia verruciformis (Lewandowsky-Lutz)
- Erythema exsudativum multiforme
- Herpes simplex recidivans
- Karzinoid-Syndrom
- Kutanes T-Zell-Lymphom
- Lupus erythematodes (s. Kapitel 8.)
- Lichen ruber
- Pellagra
- Pemphigus benignus familiaris (Hailey-Hailey)
- Pemphigus foliaceus
- Pemphigus erythematosus (Senear-Usher)
- Pemphigus vulgaris
- Porokeratosis superficialis disseminata actinica (Chernosky-Freeman)
- Psoriasis vulgaris
- Pityriasis rubra pilaris
- Retikulöse erythematöse Muzinose (REM-Syndrom)
- Rosacea
- Seborrhoisches Ekzem
- Transitorische akantholytische Dermatose (Grover)

Tab. 10.1: UV-provozierbare und -aggravierbare Dermatosen, ☞ auch sekundäre Lichtdermatosen, Tab. 1.1.

Zahlreiche, meist entzündliche Dermatosen sind licht- bzw. UV-provozier- bzw. aggravierbar. Bei diesen Erkrankungen wird das Auftreten oder die Verschlechterung von ansonsten für die jeweilige Entität typischen Hautveränderungen, wie sie bei den meisten Patienten auch ohne Belichtung auftreten, im zeitlichen und örtlichen Zusammenhang mit einer meist stärkeren UV-Exposition mit zumindest leichtem Sonnenbrand beobachtet. Dieses Phänomen kann als isomorpher Reizeffekt (Köbner) betrachtet werden. Es handelt sich also nicht um primäre oder sekundäre Lichtdermatosen im eigentlichen Sinn. Eine Übersicht über solche Erkrankungen, in denen zum Teil kasuistisch entsprechende Zusammenhänge beobachtet wurden, gibt Tab. 10.1 wieder.

Eine Übersicht über chronische Lichtschäden der Haut gibt Tab. 10.2. Einzelne klinisch besonders relevante Beispiele werden im folgenden näher beschrieben, da die Photoprovozierbarkeit besonders häufig vorkommt oder im Rahmen einer möglichen Phototherapie der Erkrankung Probleme machen kann.

- Aktinische Atrophie
  - Zigarettenpapierhaut
  - Purpura senilis
  - Pseudocicatrices stellaires
- Aktinische Elastose
  - Cutis rhomboidalis nuchae
  - Noduläre Elastose mit Zysten und Komedonen (Favre Racouchot)
  - Zitronenhaut
  - Akroelastidose
  - Elastoma diffusum
  - Kolloidmilien
  - Elastotische Ohrknötchen
- Basalzellkarzinom (Basaliom)
  - Basalzellnävus-Syndrom (Gorlin-Goltz)
  - Bazex-Syndrom
- Spinozelluläres Karzinom (Spinaliom)
  - Aktinische Keratosen
  - Cornu cutaneum
  - Arsenkeratosen
  - Teerkeratosen
  - Cheilitis aktinika
  - Leukoplakien
- Keratoakanthom
- Lentigines seniles
- Nävuszellnävi
- Malignes Melanom
  - Lentigo maligna

Tab. 10.2: UV-induzierbare und -aggravierbare Spätschäden der Haut, siehe auch sekundäre Lichtdermatosen, Tab. 1.1.

10.1. Atopisches Ekzem

Das Atopische Ekzem ist bei einem nicht ganz kleinen Teil der betroffenen Patienten durch UV-Strahlung provozierbar. Abgegrenzt werden muß jedoch eine Wärme- bzw. Schweißintoleranz. Natürliche Besonnung und therapeutische UV-Bestrahlungen gehen meist mit einer deutlichen Wärmeentstehung in der Haut einher, die außer einer Weitstellung der Hautgefäße zu vermehrtem Schwitzen führt. Der Schweiß ist unspezifisch reizend (Salzgehalt, pH), enthält aber auch möglicherweise immunologisch stimulierende Substanzen (u.a. IgE). Auch unter Bestrahlung von kleinen Testfeldern oder unter sogenannter Kaltlichtbestrahlungen kommt es in einzelnen Fällen zur Provokation einer Ekzemmorphe. Diese wird unter UV-B, UV-A und UV-A1 gelegentlich beobachtet. Von daher sollten zumindest alle Patienten mit Atopischem Ekzem, die anamnestisch schlecht auf Sonnenlicht reagieren oder einen sogenannten Head-and-Neck-Typ des Atopischen Ekzems aufweisen, vor erstmaliger UV-Therapie mit der später therapeutisch eingesetzten Strahlungsquelle in Testarealen bestrahlt werden, die mindestens 48, besser 72 Stunden nachbeobachtet werden sollten, da die MED nach 24 Stunden üblicherweise normal ist und sich die Ekzemmorphe, analog einer Typ-IV-Allergie im Sinne einer Crescendo-Reaktion erst entwickelt (Abb. 10.1).

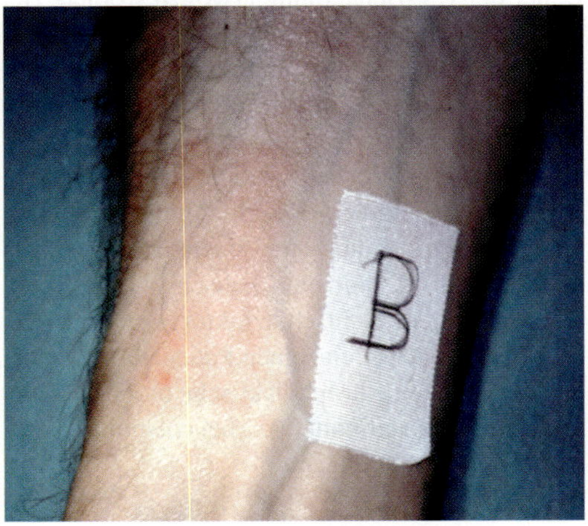

Abb. 10.1: Patientin mit Atopischen Ekzem und Provokation von Ekzemmorphe durch UV-B (1,5fache MED) nach Abklingen der leichten Sonnenbrandreaktion.

Viele Autoren subsumieren eine stark lichtprovozierbare Atopische Dermatitis auch unter der Chronisch aktinischen Dermatitis; wir bevorzugen die Verwendung dieses Terminus nur bei Fällen mit pathologischer Erythemschwelle. Bei Patienten mit UV-provozierbarem Atopischen Ekzem kann in Testfeldern untersucht werden, ob sie bestimmte UV-Wellenlängenbereiche oder auch eine PUVA-Therapie nicht doch tolerieren. Sollte dies nicht der Fall sein, sollte auf eine UV-Therapie des Atopischen Ekzems künftig verzichtet werden. Bei Patienten mit photosensitivem Atopischen Ekzem sollte auch ein gezielter Lichtschutz durch Verwendung von externen Lichtschutzmitteln in nicht austrocknender Grundlage (keine Gele, keine Lösungen) betrieben werden.

10.2. Psoriasis vulgaris

Bei der Psoriasis vulgaris sind photoprovozierbare Fälle dagegen seltener. In der Regel sind dagegen eine leichte Dermatitis solaris oder leichte phototoxische Dermatitis, ähnlich wie eine milde Cignolin-Dermatitis, der Abheilung der Psoriasis-Plaques eher förderlich. In Einzelfällen kommt jedoch eine Provokation der Psoriasis vulgaris im Sinne eines isomorphen Reizeffektes (Köbner-Phänomen), wie nach lokaler mechanischer Irritation der Haut, auch nach Sonnenbränden vor. Obwohl in einigen Studien bis zu 19 % der Patienten mit Psoriasis vulgaris angaben, zumindestens einmal eine Verschlechterung nach Sonnenbädern bzw. Solarienbesuchen bemerkt zu haben, konnte in einer Befragung von 2000 Patienten ein solches Ereignis nur bei 6 % erhoben werden. Von diesen gaben 43 % typische Symptome einer Polymorphen Lichtdermatose an, die der Entwicklung der Psoriasisherde vorausgingen. Diese Patienten sollten möglichst ohne UV-Therapie behandelt werden.

10.3. Lichen ruber

Beim Lichen ruber, für den ebenfalls ein Köbner-Phänomen typisch ist, kommt es dagegen nach Sonnenbränden oder evtl. therapeutischen UV-B-Bestrahlungen oft zu einer Provokation neuer Herde in den belichteten Arealen. Daher gilt die UV-B-Therapie dieser Erkrankung als eher kontraindiziert. Dagegen wird in den allermeisten Fällen eine PUVA-Therapie (systemisch oder als Balneophotochemotherapie) gut toleriert und führt zur Besserung bzw. Abheilung. In seltenen Fällen ist jedoch auch eine Provokation des Lichen ruber unter einer PUVA-Therapie zu beobachten. Es empfiehlt sich daher, die routinemäßig bei PUVA-Therapie vor Therapiebeginn bestrahlten Testfelder, zumindest einige Tage nach der Ablesung der phototoxischen Erythemschwelle nach 72 Stunden im Auge zu behalten, da sich typische Lichen ruber-Herde langsamer entwickeln könnten (Abb. 10.2a+b). Im Ausnahmefall einer solchen paradoxen Reaktion auf die Therapie sollte die Ganzkörperbestrahlung abgebrochen werden und eine andere Behandlungsoption des Lichen ruber gewählt werden.

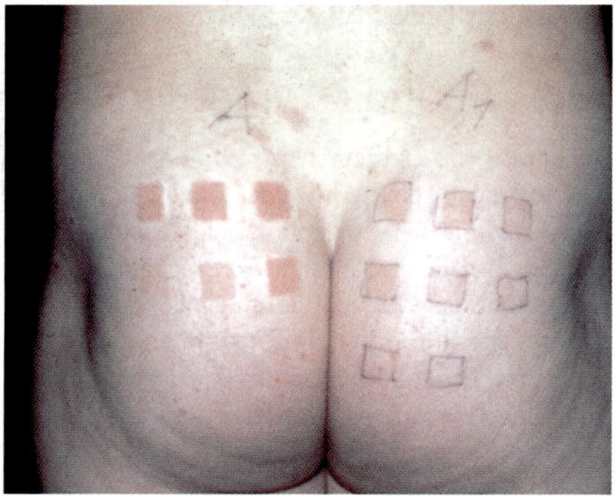

a

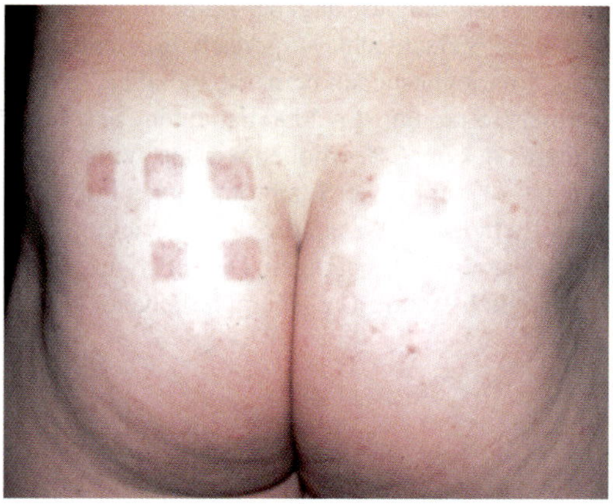

b

Abb. 10.2a+b: Junger Patient mit generalisiertem Lichen ruber. Nach Bestimmung der minimalen phototoxischen Dosen für UV-A und UV-A1 nach 72h Einleitung einer Balneophotochemotherapie mit subphototoxischen Dosen. Sechs Wochen später Entwicklung von Lichen ruber -Herden vorzugsweise in den UV-A-Testfeldern.

10.4. Herpes simplex

Der Herpes simplex wird durch exogene Primärinfektion oder sekundäre Reaktivierung einer latenten Infektion aus sensiblen Ganglien durch Herpes simplex Virus Typ 1 oder 2 verursacht. Die Reaktivierung mit erneuter Produktion von Viruspartikeln (und Rückwanderung in die Haut des vom sensiblen Nerven versorgten Areals) kann durch lokale Irritationen bzw. Immunsuppression im Bereich des Ganglions oder auch des entsprechenden Hautareals begünstigt werden. Zu diesen lokal wirksamen Irritationen zählt die intensive UV-Belastung. So erkranken manche HSV-Infizierte regelmäßig an einem Herpes simplex recidivans im Nasolabialbereich bei Aufenthalt im Hochgebirge ("Gletscherbrand"), im Sonnenurlaub am Meer oder in den (Sub-)Tropen. Unter Ganzkörper- UV-B- bzw. UV-A-Therapie entzündlicher Dermatosen tritt gelegentlich ein Herpes simplex auch an üblicherweise nicht lichtexponierten Arealen (z.B. gluteal) auf. Insbesondere bei der UV-Therapie von Patienten mit Atopischem Ekzem ist auf eine solche Reaktivierung eines latenten Herpes simplex zu achten, da hier die Gefahr einer schweren Generalisierung der Infektion im Sinne eines Eccema herpeticatum besteht. Daher sollte bei Patienten mit einer Herpes simplex recidivans- bzw. Eccema herpeticatum- Anamnese bei erforderlicher UV-Therapie des Atopischen Ekzems die prophylaktische Gabe eines Virustatikums (z.B. Aciclovir 2 x 200 mg/ die p.o.) für die Dauer der UV-Behandlung erwogen werden. Bei Auftreten eines Herpes simplex unter UV-Therapie sollte das Virustatikum höher dosiert (z.B. Aciclovir 5 x 200mg/ die p.o. über 5 Tage) gegeben werden und ggf. die UV-Therapie für wenige Tage unterbrochen werden. Die Prophylaxe eines Herpes simplex -Rezidivs im Urlaub kann mittels konsequenten topischen Lichtschutzes (z.B. Lippenstift mit physikalischen Lichtfiltern und sehr hohem Lichtschutzfaktor) versucht werden. Sollte dies bei einzelnen Patienten nicht ausreichen, wäre eine prophylaktische orale Therapie mit einem Virustatikum (s.o.) bei entsprechendem Leidensdruck zu erwägen.

Literatur

11. Literatur

1. Abeck D, Kuwert Ch, Steinkrauss V et al.: Frühlingspernionis - Fallbeobachtung und Literaturübersicht. Z Hautkr 1992; 67: 49-51

2. Abeck D, Stäb F: Urocaninsäure - eine essentielle multifunktionelle Komponente der menschlichen Haut. Akt Dermatol 1996; 22: 123-128

3. Addo HA, Frain-Bell W: Actinic prurigo - a specific photodermatosis? Photodermatol Photoimmunol Photomed 1984; 1: 119-128

4. Addo HA, Sharma SC: UVB phototherapy and photochemotherapy (PUVA) in the treatment of polymorphic light eruption and solar urticaria. Brit J Dermatol 1987; 116: 539-547

5. Bergner Th, Przybilla B: Phototoxizität. In: Macher E, Kolde G, Bröcker EB (Hrsg.) Jahrbuch der Dermatologie 1992/93: Licht und Haut. Biermann, Münster, 1993, pp 101-133

6. Berinson B: Differentialdiagnostische Bedeutung von anamnestischen Angaben und Befunden bei Patienten mit Lichtdermatosen unter besonderer Berücksichtigung der Polymorphen Lichtdermatose. Dissertation FB Medizin Universität Hamburg, 1994

7. Bernhard JD, Jaenicke MT, Khosrow, Parrish JA: Ultraviolet A phototherapy in the prophylaxis of solar urticaria. J Am Acad Dermatol 1984; 10: 29-33

8. Berth-Jones J, Hutchinson PE, Burns DA et al.: Juvenile spring eruption of the ears: A re-examination. Brit J Dermatol 1989; 121: 51-67

9. Blackwell V, McGregor JM, Hawk JLM: Hydroa vacciniformia presenting in an adult successfully treated with cyclosporin A. Clin Exp Dermatol 1998; 23: 73-76

10. Blauvelt A: Hepatits C virus and human immunodeficiency virus infection can alter porphyrin metabolism and lead to porphyria cutanea tarda. Arch Dermatol 1996; 132: 1503-1504

11. Brodthagen H: Polymorphous light eruptions, in: Fitzpatrick TB, Pathack MA et al.(Hrsg.): Sunlight and man. University of Tokyo Press, Tokyo, 1974 pp 679-693

12. Burge SM, Firth PA, Juniper RP et al.: Mucosal involvement in systemic and chronic cutaneous lupus erythematosus. Brit J Dermatol 1989; 121: 727-741

13. Cahn M, Levy E, Shaffer B: Polymorphous light eruption. Arch Dermatol 1963; 88: 756-758

14. Chlebus E, Wolska H, Blaszczyk M, Jablonska St: Subacute cutaneous lupus erythematosus versus systemic lupus erythematosus: Diagnostic criteria and therapeutic implications. J Am Acad Dermatol 1998; 38: 405-412

15. Clorius R, Jung EG: Die polymorphe Lichtdermatose. Zbl Haut 1975; 133: 291-298

16. Corbett MF, Hawk JLM, Herxheimer A, Magnus IA: Controlled therapeutic trials in polymorphic light eruption. Brit J Dermatol 1982; 107: 571-581

17. Davis DM, Gilliam JN: Prognostic significance of the lupus band test in systemic lupus erythematosus: A ten years longitudinal study. J Invest Dermatol 1982; 78: 360-361A

18. Diepgen TL, Häberle M, Fartasch M et al.: Charakteristika der polymorphen Lichtdermatose - Ergebnisse einer prospektiven Befragung und Untersuchung 302 Betroffener. Z Hautkr 1989; 64: 279-285

19. Diffey BL, Farr PM: The erythemal response to ultraviolet radiation in subjects with polymorphic light eruption. Brit J Dermatol 1986; 114: 103-108

20. Döring HF, Ilgner M, Deichmann B: Polymorphe Lichtdermatosen - Ergebnisse einer Fragebogenaktion bei niedergelassenen Dermatologen. Dt Dermatol 1985; 33: 268-280

21. Duschet P, Schwarz T, Oppolzer G, Gschnait F: Persistent light reaction: successful treatment with cyclosporin A. Acta Dermatovenereol (Stockh) 1988; 68: 176-178

22. Duschet P, Schwarz Th, Gschnait F: Plasmapherese bei Lichturtikaria. Hautarzt 1989; 40: 553-555

23. Edstroem DW, Ros AM: Cyclosporin A therapy for severe solar urticaria. Photodermatol Photoimmunol Photomed 1997; 13: 61-63

24. Elpern DJ, Morison WL, Hood A: Papulovesicular light eruption - A defined subset of polymorphous light eruption. Arch Dermatol 1985; 121: 1286-1288

25. Endres L, Breit R: Physikalische Grundlagen, Lichtquellen, Dosimetrie. In: Krutmann J, Hönigsmann H (Hrsg.): Handbuch der dermatologischen Phototherapie und Photodiagnostik. Springer-Verlag, Berlin, Heidelberg, New York, 1997 pp 4-43

26. Engst R: Licht und Haut. Dt Dermatol 1985; 33 (9): 937-953

27. Epstein JH: Polymorphous light eruptions: Phototest studies. Arch Dermatol 1962; 85: 502-504

28. Epstein JH: Polymorphous light eruption. J Am Acad Dermatol. 1980; 3: 329-343

29. Everett M, Crockett W, Lamb JH, Minor D: Light sensitive eruptions in american indians. Arch Dermatol 1961; 83: 243-248

30. Farr PM, Diffey, BL: Adverse effects of sunscreens in photosensitive patients. Lancet (i) 1989: 429-430

31. Farr PM, Diffey BL.: Effect of indomethacin on UV-B and UV-A-induced erythema in polymorphic light eruption. J Am Acad Dermatol 1989; 21: 230-236

32. Ferguson J: Idiopathic solar urticaria: Natural history and response to non-sedative antihistamine therapy. A study of 26 cases. Brit J Dermatol 1988; 119: Suppl. 33, I 16

33. Fitzpatrick TB: Soleil et peau. J Méd Esthétique 1975; 2: 33

34. Frain-Bell W, Dickson A, Herd J, Sturrock I: The action spectrum in polymorphic light eruption. Brit J Dermatol 1973; 89: 243-249

35. Frain-Bell W, Mackenzie LA, Witham E: Chronic polymorphic light eruption (A study of 25 cases). Brit J Dermatol 1969; 81: 885-896

36. Frain-Bell W, Mason B: The investigation of polymorphous light eruption in identical twins. Brit J Dermatol 1968; 80: 314-322

37. Frain-Bell W, Scatchard M: The association of photosensitivity and atopy in the child. Brit J Dermatol 1971; 85: 105-110

38. Gardeazabal J, Arregui MA, Gil N et al.: Succesful treatment of musk ketone -induced chronic actinic dermatitis with cyclosporine and PUVA. J Am Acad Dermatol 1992; 27: 838-842

39. Gibson GE, McEvoy MT: Coexistence of lupus erythematosus and porphyria cutanea tarda in fifteen patients. J Am Acad Dermatol 1998; 38: 569-573

40. Goerz G, Neumann N, Scharffetter-Kochanek K: Porphyrien. In: Macher E, Kolde G, Bröcker EB (Hrsg.) Jahrbuch der Dermatologie 1992/93: Licht und Haut. Biermann, Münster, 1993, pp 155-178

41. Gonzalez-Amaro R, Baranda L, Salazar-Gonzalez JF et al.: Immune sensitization against epidermal antigens in polymorphous light eruption. J Am Acad Dermatol 1991; 24: 70-73

42. Granlund H, Erkko P, Reitamo S: Long term actinic dermatitis of eczema patients treated with cyclosporine. Acta Dermatovenereol (Stockh) 1998; 78: 40-43

43. Granstein RD: Photoimmunology. In: Freedberg IM, Eisen AZ, Wolff K et al. (Hrsg.) Fitzpatrick´s Dermatology in general medicine. McGraw-Hill, New York, 1999 pp 1562-1573

44. Green A, Williams G, Neale R et al.: Daily sunscreen application and betacarotene supplementation in prevention of basal-cell and squamous-cell carcinomas of the skin: A randomised controlled study. Lancet 1999; 354: 723-729

45. Grether-Beck S, Olaizola-Horn S, Schmitt H et al.: Activation of transcription factor AP-2 mediates UVA radiation and singlet oxygene-induced expression of the human intercellular adhesion molecule 1 gene. Proc Natl Acad Sci USA. 1996; 93 1-6

46. Gschnait F: Orale Photochemotherapie. Springer-Verlag, Wien, New York, 1982

47. Gschnait F, Schwarz T, Ladich I: Treatment of polymorphous light eruption. Arch Dermatol Res 1983; 275: 379-382

48 Guarrera M, Micalizzi C, Rebora A: Heterogenity of polymorphous light eruption: A pilot study of 105 patients. Arch Dermatol 1993; 129-130

49. Häberle M, Arnold M, Koch HU et al.: Nikotinsäureamid zur Prophylaxe der polymorphen Lichtdermatose (PLD) - Eine placebokontrollierte Doppelblindstudie. Vita Min Spur 1991; 6: 29

50. Hadshiew I, Stäb F, Untiedt S et al.: Effects of topically applied antioxidants in experimentally provoked polymorphous light eruption. Dermatology 1997; 195: 362-368

51. Harber LC, Holloway RM, Wheatley VR, Baer RL: Immunologic and biophysical studies in solar urticaria. J Invest Dermatol 1963; 41: 439-443

52. Hausmann W, Haxthausen H: Lichterkrankungen der Haut. Die chronischen polymorphen Lichtausschläge. Strahlentherap Sonderband 1929; 11: 61-71

53. Hawk JLM, Norris PG: Abnormal responses to ultraviolet radiation: Idiopathic. In: Freedberg IM, Eisen AZ, Wolff K et al. (Hrsg.) Fitzpatrick´s Dermatology in general medicine. McGraw-Hill, New York, 1999 pp 1573-1589

54. Haxthausen H: Studier over Lysdermatiterne. Hospitalstid 1918; 19-20: 577-585

55. Hölzle E: Die polymorphe Lichtdermatose. In: Macher E, Kolde G, Bröcker EB (Hrsg.) Jahrbuch der Dermatologie 1992/93: Licht und Haut. Biermann, Münster, 1993, pp 143-154

56. Hölzle E: Lichtdermatosen. In: Braun-Falco O, Plewig G, Wolff HH (Hrsg.) Dermatologie und Venerologie. Springer-Verlag, Berlin, Heidelberg, New York, 1995 pp 493-521

57. Hölzle, E. et al.: Photopatch-Test: Ergebnisse einer multizentrischen Studie. Akt Dermatol 1991; 17: 117-123

58. Hölzle E, Plewig G, Hofmann C, Roser-Maass E: Polymorphous light eruption: Experimental reproduction of skin lesions. J Am Acad Dermatol 1982; 7: 111-125

59. Hölzle E, Plewig G, Kries R, Lehmann P: Polymorphous light eruption. J Invest Dermatol 1987; 88, Suppl. 3: 32-38

60. Hönigsmann H: Wirkung einer therapeutischen Lichtschutzcreme auf die Phototestreaktion bei polymorpher Lichtdermatose. Z Hautkr 1989; 64: 1065-1068

61. Hönigsmann H, Ortel D: Die polymorphe Lichtdermatose - Photobiologische Diagnostik und Therapie. Z Hautkr 1988; 63: 676-678

62 Hojyo-Tomoka MT, Dominguez-Soto L: Clinical and epidemiological characteristics of polymorphous light eruptions in Mexico. Castellania 1975; 2: 21-23

63. Hoffmann K, Hoffmann A, Hanke D et al.: Sonnenschutz durch optimierte Stoffe. Hautarzt 1998; 49: 10-16

64. Hood AF, Elpern DJ, Morison WW.: Histopathologic findings in papulovesicular light eruption. J Cutaneous Pathol 1986; 13: 13-21

65. Horio T, Minami K: Solar urticaria: Photoallergen in a patient's serum. Arch Dermatol 1977; 113: 157-160

66. Horio T: Photoallergic urticaria induced by visible light: additional cases and further studies. Arch Dermatol 1978; 114: 1761-1764

67. Horkay I, Mészáros C: A study on lymphocyte transformation in light dermatoses. Acta Dermatovenereol (Stockh) 1971; 51: 268-270

68. Huguert A, Manez S, Alacaraz MJ: Superoxide scavanging properties of flavinoids in non-enzymatic systems. Z Naturforsch 1990; 45c: 19-24

69. Husain SR, Cillard J, Cillard P: Hydroxyl radical scavenger activity of flavinoids. Phytochemistry 1987; 26: 2489-2491

70. Illig L, Kunick J: Klinik und Diagnostik der physikalischen Urtikaria. Hautarzt 1969; 20: 167-178

71. Ive H, Lloyd J, Magnus IA: Action spectra in idiopathic solar urticaria. Brit J Dermatol 1965; 77: 229-243

72. Jansen C: Heredity of chronic polymorphous light eruptions. Arch Dermatol 1978; 114: 188-190

73.. Jansen CT: Erythemal and pigmentary phototest reactions in polymorphic light eruptions. Acta Dermatovenereol (Stock) 1979; 59: 499-503

74. Jansen CT: The natural history of polymorphous light eruptions. Arch.Dermatol. 1979; 115: 165-169

75. Jansen C: The polymorphic phototest reaction. Arch Dermatol 1982; 118: 638-642

76. Jansén CT: Oral carotenoid treatment in polymorphous light eruption: A cross-over comparison with oxychloroquine and placebo. Photodermatol Photobiol Photomed 1985; 2: 166-169

78. Jansen CT, Karvonen J: Polymorphous light eruption. A seven-year follow-up evaluation of 114 patients. Arch Dermatol 1984; 120: 862-865

79. Jansen Th, Romiti R: Hydroa vacciniformia: Eine seltene vernarbende Photodermatose. Dt Dermatol 1999; 47: 700-702

80. Jendritzky G, Staigerm H, Bucher K: UV-Index - Definition und Ziele. Derm 1997; 3: 164-199

81. Jung EG: Photoreaktionen der Haut. Therap Umschau 1982; 39: 156-162

82. Kaidbey KH, Kligman AM: The acute effects of long-wave ultraviolet radiation on human skin. J Invest Dermatol 1978; 72: 253-256

83. Kaupinem R, Timonen K, Mustujoki P: Treatment of the porphyrias. Ann Med 1994; 26: 31-38

84 Kerscher M, Przybilla B, Rueff F: Successful preventive treatment of polymorphous light eruption with an E.coli-filtrate. Allergo J 1998; 7: 261-263

85. Kimmig J: Lichtdermatosen und Lichtschutz. Arch Dermatol Syph 1955; 200: 68-86

86. Kind P, Lehmann P: Photobiologie des Lupus erythematodes. Hautarzt 1990; 41: 66-71

87. Kindl G, Raab W: Licht und Haut. Govi-Verlag, Eschborn, 1998

88. Kobza A, Ramsay CA, Magnus IA: Oral betacarotene therapy in actinic reticuloid and solar urticaria. Brit J Dermatol 1973; 88: 157-166

89. Kojima M, Horiko T, Nakamura Y, Aoki T: Solar urticaria: The relationship of photoallergen and action spectrum. Arch Dermatol 1986; 122: 550-555

90. Kowalzick L: Lichtdiagnostik und -therapie. Zeitschrift für Hautkrankheiten 1999; 74: 312

91. Kowalzick L, Berinson B, Köster W, Ring J (1994) Die polymorphe Lichtdermatose: Bedeutung demographischer, anamnestischer und apparativer Befunde in der Differentialdiagnose. Akt Dermatol 1994; 20: 173-177

92. Kowalzick L, Büttner G, Neuber K et al.: UVA1-Kaltlicht-Bestrahlungsbehandlung des atopischen Ekzems: Positive Dosis-Wirkungs-Korrelation. Hautnah-Dermatologie 1995; 11: 374-378

93. Kowalzick L, Kleinheinz A, Weichenthal M et al.: Low versus medium dose UV-A1 treatment in severe atopic eczema. Acta Dermatovenereol 1995; 75: 43-45

94. Kowalzick L, Niemeyer U, Jobmann K et al.: Lichturtikaria mit anaphylaktischem Schock: Therapie mittels UV-B-Hardening. Akt Dermatol 1994; 20: 268-271

95. Kowalzick L, Suckow M, Carl A et al.: UV-B induzierte Polymorphe Lichtdermatose: Protektion durch Antioxidantien. Akt Dermatol 1998; 24: 11-14

96. Krutmann J: Wirkmechanismen der Photo- und Photochemotherapie. In: Krutmann J, Hönigsmann H (Hrsg.): Handbuch der dermatologischen Phototherapie und Photodiagnostik. Springer-Verlag, Berlin, Heidelberg, New York, 1997 pp 44-57

97. Krutmann J, Grewe M: Involvement of cytokines, DNA damage and reactive oxygene intermediates in ultraviolet radiation induced modulation of intercellular adhesion molecule-1 expression. J Invest Dermatol. 1995; S 67-60

98. Krutmann J, Czech W, Parlow F et al.: Ultrviolet radiation effects on human keratinocyte ICAM-1 expression: UV-induced inhibition of cytokine-induced ICAM-1 mRNA expression is transient, differentially restored for IFN gamma versus TNF alpha, and is followed by ICAM-1 induction via a TNF alpha-like pathway. J Invest Dermatol. 1992; 98: 923-928

99. Lamb JH, Shelmire B, Cooper Z et al.: Solar Dermatitis. Arch Dermatol Syph.1950; 62: 1-27

100. Lampe P: Anmerkungen zur Pityriasis rosea und zur polymorphen Lichtdermatose: zwei Atopieassoziierte Krankheitsbilder. Dt Dermatol 1987; 35: 1016-1022

101. Leccia MT, Béani J: Free radicals. Eur J Dematol 1994; 4: 387-388

102. Leenutaphong V, Hölzle E, Plewig G: Pathogenesis and classification of solar urticaria: A new concept. J Am Acad Dermatol 1989; 21: 237-240

103. Leenutaphong V, Hölzle E, Plewig G: Solar urticaria: Studies on mechanism of tolerance. Brit J Dermatol 1990; 122: 601-606

104. Lehmann P: Photodiagnostische Testverfahren bei Lichtdermatosen: Polymorphe Lichtdermatose, Lupus erythematodes und Lichturticaria. In: Plewig G, Korting HC (Hrsg.) Fortschritte der praktischen Dermatologie und Venerologie. Springer-Verlag, Berlin, Heidelberg, New York, 1995, pp162-167

105. Lehmann P, Hölzle E, Kind et al.: Experimental reproduction of skin lesions in lupus erythematosus by UVA and UVB radiation. J Am Acad Dermatol 1990; 22: 181-187

106. Lehmann P, Hölzle E, Kries R, Plewig G: Lichtdiagnostische Verfahren bei Patienten mit Verdacht auf Photodermatosen. Zbl Haut 1986; 152: 667-682

107. Lehmann P, Hölzle E, Plewig G: Vesikobullöse Form der polymorphen Lichtdermatose. Allergologie 1986; 9: 32-35

108. Lehmann P, Neumann N: Photodiagnostische Testverfahren bei Patienten mit Verdacht auf Lichtdermatosen. In: Macher E, Kolde G, Bröcker EB (Hrsg.) Jahrbuch der Dermatologie 1992/93: Licht und Haut. Biermann, Münster, 1993, pp 81-100

109. Levine MJ: Polymorphous light eruption: Exacerbation from photocopier exposure. Arch Dermatol 1981; 117: 373-374

110. Lim HW: Abnormal responses to ultraviolet radiation: Photosensitivity induced by exogenous agents. In: Freedberg IM, Eisen AZ, Wolff K et al. (Hrsg.) Fitzpatrick´s Dermatology in general medicine. McGraw-Hill, New York, 1999 pp 1589-1598

111. Lindmaier A, Neumann R: Der PLD-Patient: Hauttyp, Hardening und andere licht-assoziierte Merkmale. Hautarzt 1991; 42:430-433

112. Lindmaier A, Neumann R: Die polymorphe Lichtdermatose - Morphologie und zeitlicher Verlauf. Hautarzt 1992; 43: 621-624

113. Lischka G: Allergische und pseudoallergische Lichtreaktionen der Haut. Allergologie 1981; 4: 209-211

114. Lischka G: Lichtkrankheiten der Haut. Perimed Fachbuch Verlagsgesellschaft, Erlangen, 1982

115. Lubach D: Wirkungen und Nebenwirkungen von Licht. Dt Dermatol 1982; 30: 473-482

116. Marguery MC, Montazeri A, ElSayed F et al.: Chronic actinic dermatitis: A severe case responding to cyclosporine - bath-PUVA-therapy. J Dermatol Treatm 1997; 8: 281-283

117. McFadden N.: UVA sensitivity and topical photoprotection in polymorphous light eruption. Photodermatology 1984; 1: 76-78

118. McFadden N, Larsen TE: Polymorphous light eruption: the properties of a UVA-induced PLME patient group. Photodermatol Photobiol Photomed 1986; 3: 36-40

119. McGregor JM, Hawk JLM: Acute effects of ultraviolet radiation on the skin. In: Freedberg IM, Eisen AZ, Wolff K et al. (Hrsg.) Fitzpatrick´s Dermatology in general medicine. McGraw-Hill, New York, 1999 pp 1555-1561

120. Meffert H, Piazena H, Sterry W: Praxis der Phototherapie. Z Dermatol 1999; 185: 102-106

121. Meola T, Lim HW: The porphyrias. Dermatol Clin 1993; 11: 583-596

122. Merklen P: Urticaire. In: Benier E, Brocq L, Jacqet L (Hrsg.) La pratique dermatologique. Masson, Paris, 1904

123. Miyamoto C: Polymorphous light eruption: successful reproduction of skin lesions, including papulovesikular light eruption, with ultraviolet B. Photodermatol Photobiol Photomed 1989; 6: 69-79

124. Moncada B, Gonzalez-Amaro R, Baranda L et al.: Immunopathology of polymorphous light eruption: T-Lymphocytes in blood and skin. J Am Acad Dermatol 1984; 10: 970-973

125. Morison WL, Momtaz K, Mosher D, Parrish J: UV-B phototherapy in the prophylaxis of polymorphous light eruption. Brit J Dermatol 1982; 106: 231-233

126. Morison WL, Stern RS: Polymorphous light eruption: A common reaction uncommonly recognized. Acta Dermatovenereol (Stockh) 1982; 62: 237-240

127. Muhlbauer JE, Bhan AK, Harrist TJ et al.: Papular polymorphic light eruption: An immunoperoxidase study using monoclonal antibodies. Brit J Dermatol 1983; 108: 153-162

128. Muhlbauer JE, Mihm MC, Harrist TJ: Papular polymorphous light eruption: Fibrin, complement and immunoglobulin deposition. Arch Dermatol 1984; 120: 866-868

129. Murphy GM., Hawk JL, Magnusa IA: Hydroxychloroquine in polymorphic light eruption: a controlled trial with drug and visual sensitivity monitoring. Brit J Dermatol 1987; 116: 379-386

130. Murphy GM, Logan RA, Lovell CR et al: Prophylactic PUVA and UVB therapy in polymorphic light eruption - a controlled trial. Brit J Dermatol 1987; 116: 531-538

131. Neumann R: Polymorphous light eruption and oral contraceptives. Photodermatol Photobiol Photomed 1988; 5: 40-41

132. Neumann RA, Pohl-Markl H, Knobler RM: Polymorphous light eruption: Experimental reproduction of skin lesions by whole-body UVA irradiation. Photodermatol Photobiol Photomed 1987; 4: 252-256

133. Neumann R, Rappold E, Pohl-Markl H: Treatment of polymorphous light eruption with nicotinamide: a pilot study. Brit J Dermatol 1986; 115: 77-80

134. Norris DA: Pathomechanisms of photosensitive lupus erythematosus. J Invest Dermatol 1993; 100: 58S-68S

135. Norris PG, Barker JNWN, Allen MH et al.: Adhesion molecule expression in polymorphic light eruption. J Invest Dermatol 1992; 99: 504-508

136. Norris PG, Camp RDR, Hawk JLM: Actinic reticuloid: Response to cyclosporine. J Am Acad Dermatol 1989; 21: 307-309

137. Norris PG, Hawk JLM: Successful treatment of severe polymorphous light eruption with azathioprine. Arch Dermatol 1989; 125: 1377-1379

138. Norris PG, Hawk JLM.: Polymorphic light eruption. Photodermatol Photoimmunol Photomed 1990; 7: 186-191

139. Norris PG, Morris J, McGibbon D et al.: Polymorphic light eruption: An immunopathological study of evolving lesions. Brit J Dermatol 1989; 120: 173-183

140 Orr PH, Birt AR: Hereditary polymorphic light eruption in Canadian Inuit. Int J Dermatol 1984; 23: 472-475

141. Ortel B, Tanew A, Wolff K, Hönigsmann H: Polymorphous light eruption: Action spectrum and photoprotection. J Am Acad Dermatol 1986; 14: 748-753

142. Pao C, Norris PG, Corbett M, Hawk JLM: Polymorphic light eruption: Prevalence in Australia and England. Brit J Dermatol 1994; 130: 62-64

143. Parodi A, Gallo R, Guarra M, Rebora A: Natural alpha IFN in chronic actinic dermatitis. Report of a case. Acta Dermatovenereol (Stockh) 1995; 75: 80

144. Pathak MA, Nghiem P, Fitzpatrick TB: Acute and chronic effects of the sun. In: Freedberg IM, Eisen AZ, Wolff K et al. (Hrsg.) Fitzpatrick's Dermatology in general medicine. McGraw-Hill, New York, 1999 pp 1599-1607

145. Paul E, Greilich KD: Zur Epidemiologie der Urtikariaerkrankungen. Hautarzt 1991; 42: 366-375

146. Plewig G: Ätiologie der Lichturtikaria. Hautarzt 1985; 36: Suppl. 7, 42-45

147. Pratsch Th., Wolf V, Heise H.: Die minimale Erythemdosis bei atopischen Ekzematikern und bei Patienten mit polymorpher Lichtdermatose. Z Dermatol 1999; 185: 107-112

148. Przybilla B, Galosi A, Heppeler M et al.: Polymorphous light eruption: eliciting and inhibiting wavelengths. Acta Dermatovenereol. (Stockh) 1987; 68: 173-176

149. Przybilla B, Heppeler M, Ruzicka T: Preventive effect of an E.coli-filtrate (Colibiogen) in polymorpous light eruption. Brit J Dermatol 1989; 121: 229-233

150. Raffle EJ, Macleod TM, Hutchinson F: In vitro lymphocyte studies in chronic polymorphic light eruption. Brit J Dermatol 1973; 89: 143-148

151. Rasch C: Om et polymorft (erytematost, vesikulost og ekzematoidt) lysudslet. Hospitalstid 1900; 43: 478-480

152. Reinauer S, Leenutaphong V, Hölzle E: Fixed solar urticaria. J Am Acad Dermatol 1993; 29: 161-165

153. Ring J, Przybilla B: UV irradiation and allergy. Allergologie 1989; 12: 75-79

154. Ros AM, Wennersten G: Current aspects of polymorphous light eruptions in Sweden. Photodermatol Photobiol Photomed 1986; 3: 298-302

155. Rücker BU, Häberle M, Koch HU et al.: Ultraviolet light hardening in polymorphous light eruption: A controlled study comparing different emission spectra. Photodermatol Photoimmunol Photomed 1991; 8: 73-78

156. Ruzicka T, Przybilla B: Eicosanoid release in polymorphous light eruption: selective UV-A induced LTB4 generation by peripheral blood leukocytes. Skin Pharmacol. 1988; 1: 186-191

157. Schauder S: Prophylaxe (Lichtschutz). In: Macher E, Kolde G, Bröcker EB (Hrsg.) Jahrbuch der Dermatologie 1992/93: Licht und Haut. Biermann, Münster, 1993, pp 187-217

158. Schauder S, Schrader A, Ippen H: Göttinger Liste 1996 - Sonnenschutzkosmetik in Deutschland. Blackwell, Berlin, Wien, 1996

159. Schmolke B: Therapie eines aktinischen Retikuloids mit Cyclosporin A. Akt Dermatol 1995; 21: 392-395

160. Sichel G, Corsaro C, Seglia M et al.: In vitro scavenger activity of some flavinoids and melanins against O-. Free Radic Biol Med 1991; 11: 1-8

161. Sigal M, Nahum HD, Crickx B et al.: Porphyria cutanea tarda and scleroderma: Chance association or related disease: A case report. Clin Exp Dermatol 1991; 16: 355-358

162. Simon JC, Pflieger D, Schöpf E: Aktuelle Phototherapie - Indikationen und Grenzen im Kindesalter. Z Hautkrankh 1999; 74: 281-284

163. Sontheimer RD: Subacute cutaneous lupus erythematosus: A decade´s perspective. Med Clin North Am 1989; 115: 1073-1090

164. Sontheimer RD, Thomas JR, Gilliam JN: Subacute cutaneous lupus erythematosus: A cutaneous marker for a distinct lupus erythemtosus subset. Arch Dermatol 1979; 115: 1409-1415

165. Sterry W: Prophylaxe der polymorphen Lichtdermatose durch SUP. Dt Dermatol 1984; 32: 643-647

166. Stevanovic DV: Polymorphic light eruption. Brit J Dermatol 1960; 72: 261-270

167. Stick C, Pielke L: Ultraviolette Sonnenstrahlung und Sonnenbrandgefahr. Akt Dermatol 1997; 23: 328-332

168. Stick C, Pielke L: Primärprävention durch ein Informationssystem über die aktuelle ultraviolette Sonnenstrahlung in einem Seebad. Derm 1997; 3: 345- 350

169. Stick C, Pielke L: Die Zusammensetzung der solaren UV-Strahlung im Tagesverlauf. Akt Dermatol 1998; 24: 159-163

170. Tanew A, Maier H: Photo- und Photochemotherapie von Photodermatosen. In: Krutmann J, Hönigsmann H (Hrsg.): Handbuch der dermatologischen Phototherapie und Photodiagnostik. Springer-Verlag, Berlin, Heidelberg, New York, 1997 pp 84-94

171. Thestrup-Pedersen K, Zachariae C, Kaltoft K, Pallesen G, Sogaard H: Developement of cutaneous pseudolymphoma following ciclosporin therapy of actinic reticuloid. Dermatologica 1988; 177: 376-381

172. Thune P: Chronic polymorphic light eruption: Particular wavebands and the effect of carotene therapy. Acta Dermatovenereol (Stockh) 1976; 56: 127-133

173. Tödt D, Jung EG: Lichturtikaria. Z Hautkr 1974; 49: 31-35

174. Toonstra J, Henquet CJM, Van Weelden H, Van der Putte SCJ, Van Vloten WA: Actinic retikuloid : A clinical, photobiologic, histopathologic and follow-up study of 16 patients. J Am Acad Dermatol 1989; 21: 205-214

175. Touart DM, Sau AP: Cutaneous deposition diseases. Part 1. J Am Acad Dermatol 1998; 39: 149-171

176. Veiel, Th.: Über einen Fall von Ekzema solare. Arch Dermatol Syph.1887; 4: 1113-1116

177. Verhagen ARHB: Light tests and pathogenetic wavelengths in chronic polymorphous light dermatosis. Dermatologica 1966; 133: 302-312

178. Voelckel A, Häberle M, Diepgen TL et al.: Übersicht - Neue Konzepte. Vorkommen und Photo-Isomerisierung der Urocaninsäure im stratum corneum bei polymorpher Lichtdermatose. Zbl Haut 1989; 156: 1-15

179. Waldmann V, Kempf W, Burg G, Dummer R: Kaposi-Sarkom unter Cyclosporin-A-Therapie bei aktinischem Retikuloid. Hautarzt 1997; 48: 262-265

180. Walkenbach A, Sorhage B, Franz E: Therapie der Lichturtikaria mit Astemizol und UVA/UVB. Z Hautkr 1998; 73: 494-496

181. Wallace DJ, Dubois EL: Duboi´s lupus erythematsus. 1987; Lea & Febiger, Philadelphia

182. Wallenstein G, Kersten W: Untersuchungsergebnisse eines Urtikariakollektivs. Allergologie 1984; 7: 115-119

183. Weber G: Systemische Behandlung der Sonnenallergie. Dt. Dermatol 1988; 36: 801-805

184. Wennersten G, Brunk U: Celluar aspects of phototoxic reactions induced by kynurenic acid. Acta Dermatovenereol (Stockh) 1977; 57: 201-209

185. Wiskemann A, Wulf K: Untersuchungen über den auslösenden Spektralbereich und die direkte Lichtpigmentierung bei chronischen und akuten Lichtausschlägen. Arch Klin Exp Dermatol 1959; 209: 443-453

186. Wolff K: Lupus erythematodes: Klinische Variationsbreite und Diagnostik. In: Braun-Falco, Burg G (Hrsg.) Fortschritte der Praktischen Dermatologie und Venerologie. Springer-Verlag, Berlin, Heidelberg, New York, 1983, pp214-219

187. Wollina U, Barta U, Bauer A: Phototoxische Reaktionen. Hautnah Dermatologie 1999; 15: 160-166

188. Wüthrich B, Häcki-Herrmann D: Zur Ätiologie der Urtikaria. Z Hautkr 1980; 55: 102-111

189. Wulf K: Beitrag zur Ätiologie der Lichtdermatosen. Arch Dermatol Syph. 1954; 197: 209-255

190. Wurzel R: Prophylaxe der polymorphen Lichtdermatose: Eine vergleichende Untersuchung der Wirksamkeit von E.coli-Stamm Nissle 1917 und Nicotinamid/Folsäure. Akt Dermatol 1999; 25: 329-333

191. Yamazaki M, Kawada A, Noda T et al.: Inhibition spectra of solar urticaria: A case report and a review of the japanese cases. J Dermatol 1991; 18: 360-365

192. Young JW, Conte ET: Porphyria and porphyrins. Int J Dermatol 1991; 30: 399-406

Anhang

Vogtland-Klinikum Plauen GmbH
Hautklinik
M.-Kolbe-Weg 1a
Chefarzt: Priv.-Doz. Dr.med. L. Kowalzick
Tel./Fax: 03741/492416/11
Postfach 100153
08505 Plauen

Patientenname:
Geburtsdatum:
Diagnose:

Krankenkasse:
Krankenblatt-Nr.:

Datum:

Fragebogen für lichtbedingte Hauterkrankungen

		ja	nein
A. 1.	Verursachen Ihre Hautveränderungen Juckreiz?	❐	❐
	Bemerken Sie ein Brennen der Haut?	❐	❐
2.	Welche sichtbaren Veränderungen treten an der Haut auf?		
	Flächenhafte Rötung	❐	❐
	Quaddeln (Nesselsucht)	❐	❐
	Blasen	❐	❐
	Pusteln	❐	❐
	Krusten	❐	❐
	Schuppung	❐	❐
B. 1.	Glauben Sie, daß Ihre Hautveränderungen durch Licht (Sonne) hervorgerufen werden?	❐	❐
a)	Wann traten die Hautveränderungen zum ersten Mal auf? Vor ______________ Tagen, Wochen, Monaten, Jahren.		
b)	Wie lange müssen Sie in der Sonne bleiben, um diese Hautveränderungen auszulösen? ________________ Minuten, Stunden.		
c)	Wie lange dauert es im allgemeinen nach der Sonneneinwirkung bis die Hautveränderungen auftreten? ________________ Minuten, Stunden, Tage. Wie lange bleiben die Hautveränderungen bestehen, wenn weitere Sonneneinwirkung vermieden wird? ________________ Minuten, Stunden, Tage, Wochen.		
2.	Sind die Hautveränderungen jahreszeitlich abhängig?	❐	❐
a)	Wann treten sie auf? Frühjahr, Sommer, Herbst, Winter		
b)	Treten die Hautveränderungen nur bei der ersten intensiven Sonnenbestrahlung auf?	❐	❐
c)	Verschlechtern sich die Hautveränderungen mit zunehmender Sonneneinwirkung im Sommer?	❐	❐
d)	Tritt durch wiederholte Besonnung ein Gewöhnungseffekt ein, so daß dann die Sonnenbestrahlung besser vertragen wird?	❐	❐
3.	Traten die Hautveränderungen schon einmal ohne Sonneneinwirkung auf?	❐	❐
C. 1.	Welche Körperpartien sind betroffen? ____ ____		
2.	Treten die Hautveränderungen auch an bedeckten Körperpartien auf?	❐	❐
3.	Treten die Hautveränderungen hinter den Ohren auf?	❐	❐
4.	Bekommen Sie die Hautveränderungen auch, wenn die Sonne durch Fensterglas (Autoscheibe) scheint?	❐	❐
5.	Bekommen Sie die Hautveränderungen auch an Körperpartien, bei denen die Sonne durch dünne Kleider scheint? An welchen Körperpartien?________________________	❐	❐
6.	Glauben Sie, daß Leuchtstofflampen (Neonröhren) in Ihrer Umgebung (zu Hause, Büro) diese Hautveränderung auslösen können?	❐	❐

		ja	nein
D. 1.	Waren Sie schon einmal in südlichen Klimazonen?	❐	❐
2.	Haben Sie dort eine Sonnenempfindlichkeit bemerkt?	❐	❐
E. 1.	Lösen auch Wärme oder Hitze Ihre Hautveränderung aus?	❐	❐
2.	Verstärkt die Hitze lediglich den Juckreiz?	❐	❐
F. 1.	Haben Sie schon einmal Blasen im Gesicht und an den Handrücken bekommen?	❐	❐
2.	Ist Ihre Haut im Vergleich zu früher leichter verletzbar geworden?	❐	❐
3.	Ist Ihr Urin manchmal dunkel gefärbt?	❐	❐
4.	Wieviel Alkohol trinken Sie täglich? ______________________		
G.	Werden die Hautveränderungen durch bestimmte Speisen hervorgerufen? Gegebenenfalls welche? ______________________	❐	❐

H. 1. Welche Behandlung hat Ihre Hautveränderung zur Abheilung gebracht?
____
____

2. Welche Behandlung verschlechtert Ihre Hautveränderungen?
____
____

I. 1. Welchen Beruf üben Sie aus?
____

2. Kommen Sie beruflich mit chemischen Substanzen in Berührung? ❐ ja ❐ nein
Gegebenenfalls welche? ______________________

3. Welcher Arbeit sind Sie nachgegangen, kurz bevor oder während Ihre ersten Hautveränderungen aufgetreten sind? ______________________

4. Welche Hobbies haben Sie?______________________
____

5. Kommen Sie mit Pflanzen in Berührung? ❐ ja ❐ nein
Haben Sie spezielle Kontakte mit Primeln, Chrysanthemen, Efeu, exotischen Hölzern? Gartenraute, Bärenklau, Herkulesstaude

K. 1. Welche Medikamente haben Sie vor Beginn der ersten Hautveränderung eingenommen?
____
____

2. Welche Medikamente nehmen Sie derzeit?
____
____

3. Welche der folgenden Medikamente haben Sie schon einmal eingenommen?
a) Medikamente gegen bakterielle Infekte:
____
b) Beruhigungsmittel:
____
c) Medikamente gegen Juckreiz:______________________
d) Entwässerungsmittel:______________________
e) Rheumamittel:______________________
f) Diabetesmittel:______________________
g) Pflanzliche Medikamente: ______________________

4. Welche Sonnenschutzmittel verwenden Sie?______________________

		ja	nein
L. 1.	Bekommen Sie leicht einen Sonnenbrand?	❒	❒
2.	Werden Sie braun?	❒	❒

3. Welche der genannten Reaktionen treten auf, wenn Sie ungebräunte Körperareale der Sonne aussetzen?

Sonnenbrand	Bräunung	
sehr starkt ______	nie ______	(Typ I)
immer ______	selten ______	(Typ II)
selten ______	immer ______	(Typ III)
nie ______	sehr stark ______	(Typ IV)

M. Welche ernsteren Erkrankungen oder Operationen haben Sie durchgemacht?

______

______

N. Leidet jemand in Ihrer Familie an:

Hautkrankheiten ______

______

Lichtempfindlichkeit ______

Allergie ______

Ekzem, Heuschnupfen, Asthma (bitte unterstreichen).

Datum ______

______

(Unterschrift des Arztes)

Anhang 1: Fragebogen zur strukturierten Anamnese von Patienten mit möglicherweise lichtbedingter Hauterkrankung.

(Aufkleber) Datum:

Pat.-Name:
Alter:
Diagnose:

Vogtland-Klinikum Plauen GmbH
Hautklinik, M. Kolbe-Weg 1a
Chefarzt: Priv.-Doz. Dr. med. habil. L. Kowalzick
Postfach 100153, 08505 Plauen
Tel./Fax: 03741/492416/11

Lichttreppe UV-A1	Feld-Nr.	J/cm^2	sofort		24 h		48 h	
Bestrahlungsort: links gluteal	8.	0,5						
Hauttyp:	7.	2,5						
	6.	5,0						
Minimale Pigmentierungsdosis (MPD/24 h): J/cm^2	5.	10,0						
Minimale Erythemdosis UV-A (MED): J/cm^2	4.	15,0						
	3.	20,0						
sonstige Befunde:	2.	25,0						
	1.	30,0						
			E	P	E	P	E	P
Waldmann UV 7001 K: gemess. Intensität (Waldmann-UV-Meter, UVB-21-Sensor): 1.00 mW/cm^2								
Lichttreppe UVB	Feld-Nr.	mJ/cm^2	sofort		24 h		48 h	
Bestrahlungsort: rechts gluteal	8.	12,5						
Hauttyp:	7.	25						
	6.	50						
Minimale Erythemdosis UV-B (MED): mJ/cm^2	5.	75						
sonstige Befunde:	4.	100						
	3.	125						
	2.	150						
	1.	200						
			E	P	E	P	E	P

Lichttest für UV-A1 (vor Therapie)	Feld-Nr.	J/cm^2	sofort		24 h		48 h	
Bestrahlungsort:	4.	10,0						
	3.	35,0						
	2.	50,0						
	1.	90,0						
			E	P	E	P	E	P

PUVA-Lichttreppe					
Lichttreppe PUV-A	Feld-Nr.	J/cm^2	sofort	24 h	48 h
Bestrahlungsort: links gluteal Hauttyp: Minimale Phototoxisdosis (MPhD/24 h): J/cm^2 sonstige Befunde:	8.	0,1			
	7.	0,2			
	6.	0,5			
	5.	1,0			
	4.	1,5			
	3.	2,0			
	2.	2,5			
	1.	3,0			
			E P	E P	E P

Mehrfachprovokation UV-A1 Bestrahlungsort:		Hauttyp:	
Nr.	Datum	J/cm^2	Bemerkungen
1			
2			
3			

Mehrfachprovokation UV-B (Waldmann UV 7001 K) Bestrahlungsort:		Hauttyp:	
Nr.	Datum	J/cm^2	Bemerkungen
1			
2			
3			

Anhang 2: Testprotokoll für UV-Testungen.

AOK	LKK	BKK	IKK	VdAK	AEV	Knappschaft	UV*
Inhaber							
			geb. am				
Kasse		Versichertennummer				Status	
Vertragsarztnummer			gültig bis			Datum	

Diagnose
Testdatum
Beruf
Pflaster
Verwendete Strahlenquelle
Bestrahlungsdosis

Photoallergene - Ergebnisse der Testung

Photoallergene: Standard												
Lfd. Nr.	Substanz	Konzentration	Reaktion der Dunkelkontrolle				Reaktion nach Belichtung					
			24h	48h	72h	96h	sofort	10-20'	24h	48h	72h	96h
1	Tetrachlorsalicylanilid	0,1 %										
2	5-Brom-4'-chlorsalicylanilid	1 %										
3	Hexachlorophen	1 %										
4	Bithionol	1 %										
5	Sulfonilamid	5 %										
6	Promethazinhydrochlorid	0,1 %										
7	Chinidinsulfat	1 %										
8	Ambrettemoschus	5 %										
9	Duftstoff-Mix	8 %										
10	4-Aminobenzoesäure	10 %										
11	2-Ethylhexyl-4-dimethyl-aminobenzoat	10 %										
12	4-tert-Butyl-4'-methoxy-dibenzoylmethan	10 %										
13	Isoamyl-4-methoxycinnamat	10 %										
14	2-Ethylhexyl-4-methoxycinnamat	10 %										
15	3-(4-Methylbenzyliden)-campher	10 %										
16	2-Phenyl-5-benzimidazolsulfonsäure	10 %										
17	Oxybenzon	10 %										
18	Benzophenon-4 (Sulisobenzon)	10 %										
Photoallergene: Ergänzungsteste												
19	Tribromsalan	1 %										
20	Chlorpromazinhydrochlorid	0,1 %										
21	Thiourea	0,1 %										
22	Olaquindox	1 %										

Bewertung der Reaktion:	+	Schwach (Erythem)	IR Phototoxisch/irritativ
- Keine Reaktion	++	Stark (Erythem und Infiltrat)	Relevanz des Testergebnisses für das Krankheitsbild:
? Fraglich	+++	Sehr stark (Erythem, Infiltrat, Papulovesikel)	Ja __ Nein __ Fraglich __ Unbekannt __

Beurteilung

Stempel

____

____

____

Unterschrift des Arztes   Datum

Anhang 3: Testprotokoll für den Photopatchtest.

Index

Index

M

N

O

P

R

S

T

U

W

Klinische Lehrbuchreihe

... Kompetenz und Didaktik!

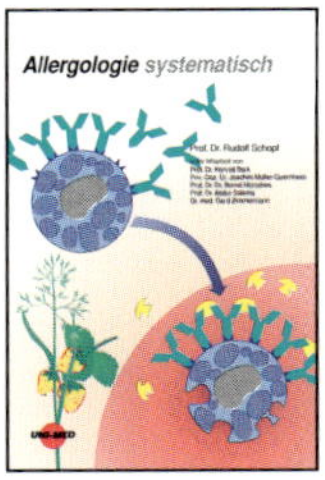

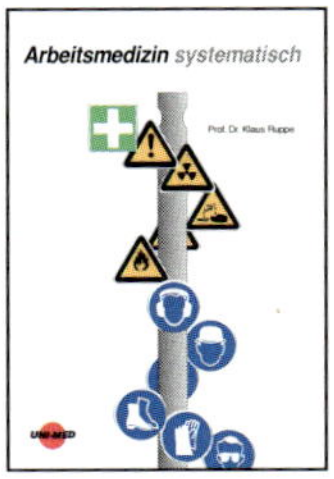

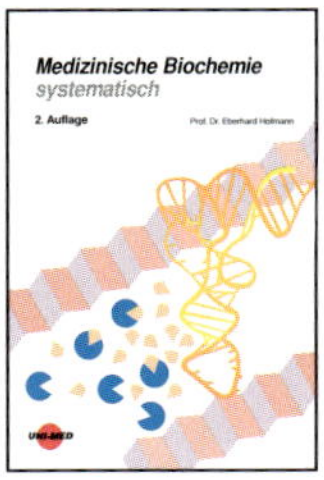

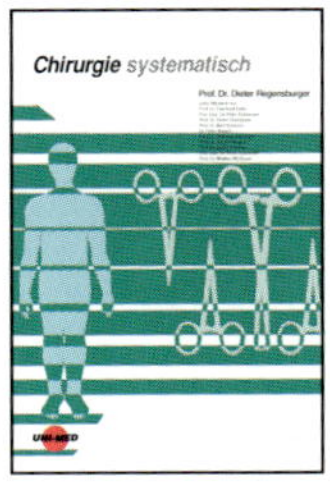

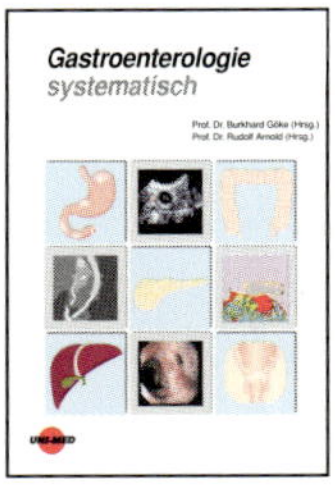

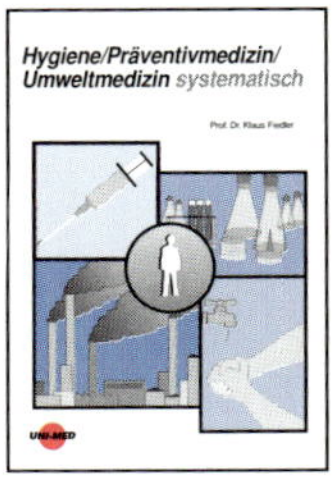

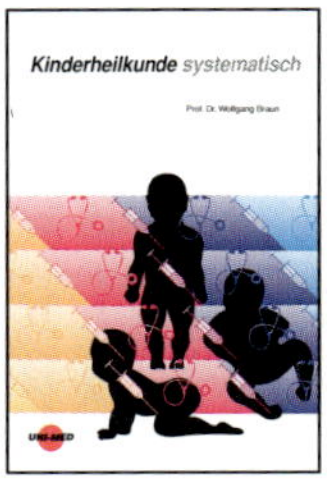

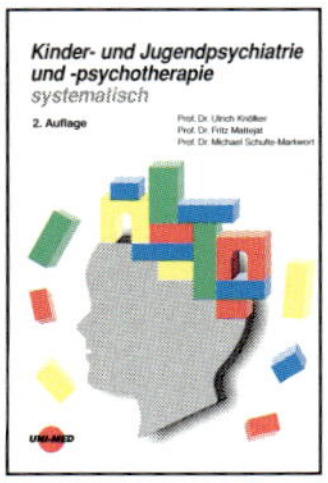

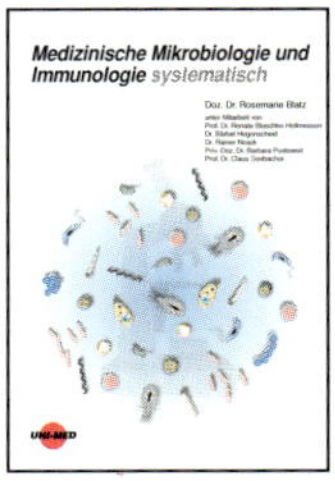

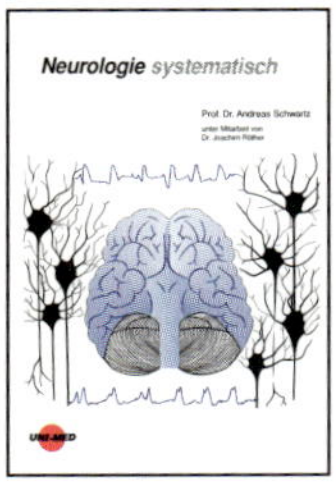

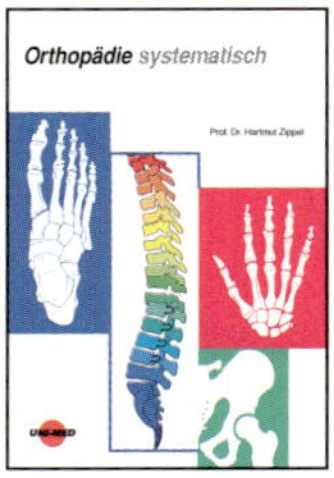

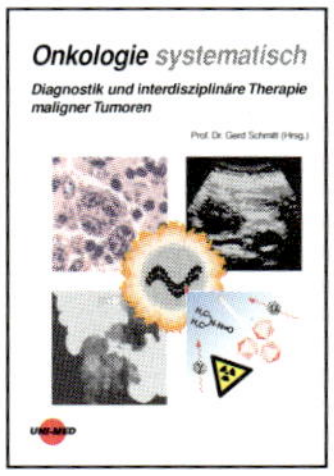

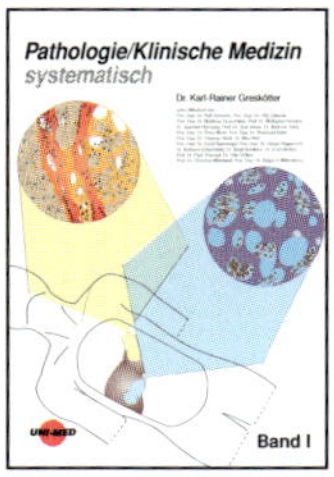

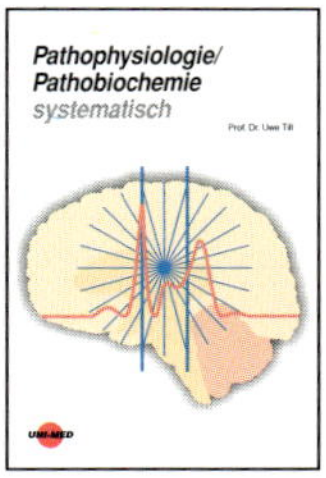

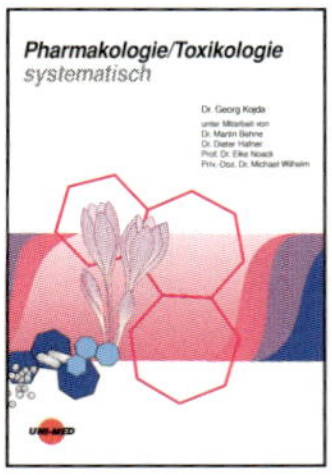

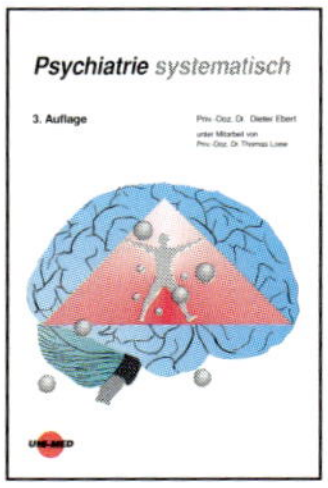

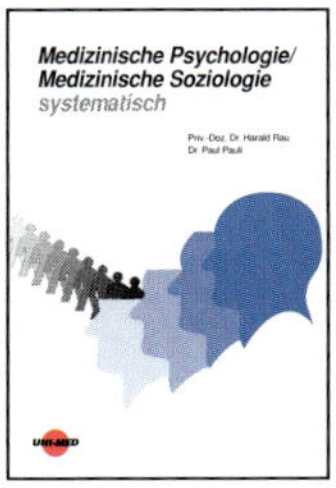

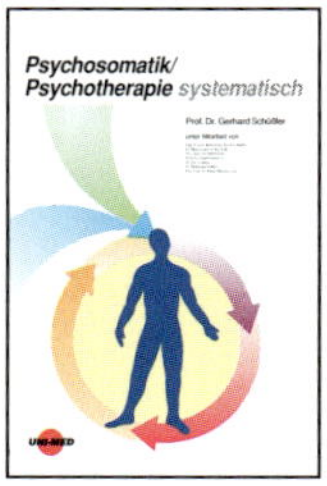

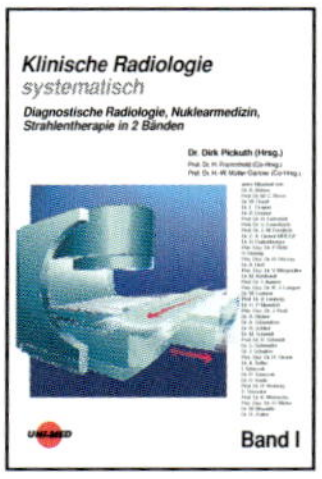

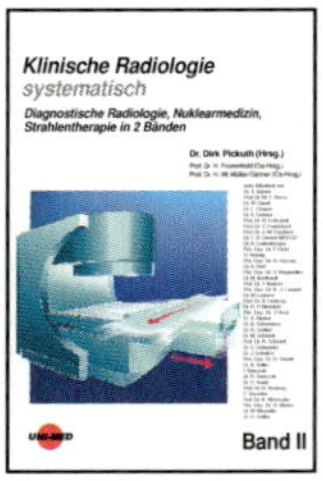

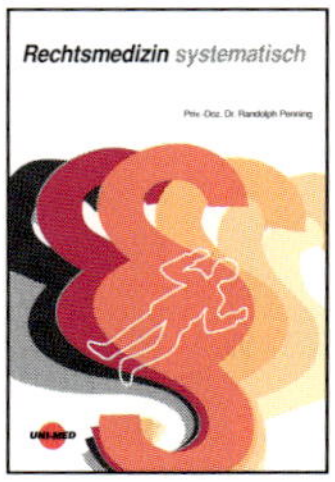

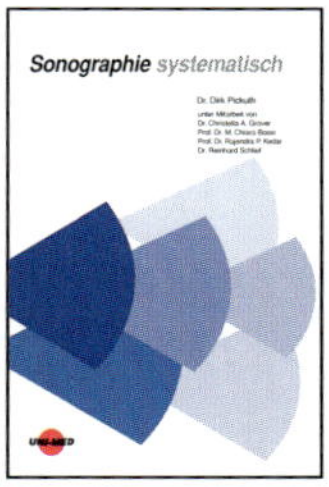

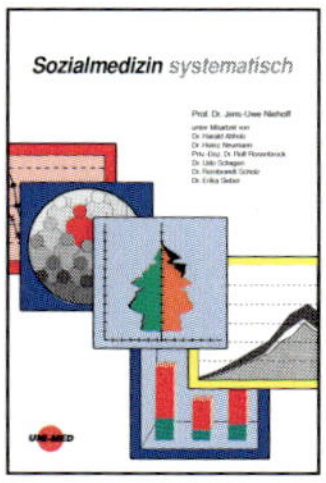

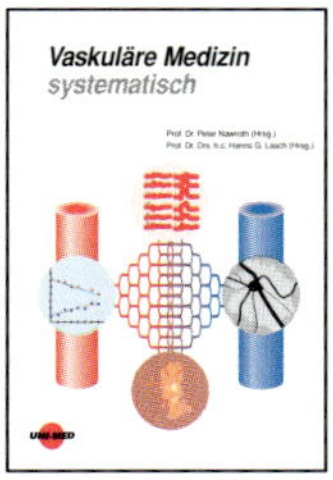

UNI-MED